～所見を「読んで」「考える」～

臨床医のための

腎病理読解ロジック

監修／乳原善文　虎の門病院腎センターリウマチ膠原病科
日本腎臓学会元理事，日本リウマチ学会評議員指導医
柴垣有吾　聖マリアンナ医科大学腎臓・高血圧内科教授

著／上野智敏　医療法人智愛会 板橋腎・リウマチ隼聖クリニック
院長・理事長

中外医学社

監修のことば

三村信英元院長が中心になり，腎不全患者に対する治療法としての透析が開始されたのが昭和 38 年でした．その後約 20 年を経た 1985 年に小生は腎臓内科医としてスタートを切りました．しかし軌道に乗ったとはいえ当時透析の問題はまだまだ山積であり透析室と病棟のピストン運動が小生の日課であり大部分の時間が透析に費やされました．その合間をぬって行う腎生検には不思議な魅力を感じました．腎不全になる原因が真っ黒な夜空の中に光り輝いて見えたからです．視覚に訴える臨床材料が好きな小生にとってはまさしくうってつけの分野でした．腎臓内科医の大部分の時間を奪った透析も，その技術の進歩，薬剤の開発により，多くの問題は解決され時間的にも余裕が生まれました．透析の治療対象は末期腎不全患者であるのに対し，末期腎不全に至らせない治療の開発はまだまだ発展の余地がある未開発領域でした．これこそが日本腎臓学会の責任領域であり，今後取り組んでゆかねばならない重要課題でもありました．そのためには腎症病態解明が第一歩であり，その大切な診断ツールが腎生検で得られる腎症の診断になります．この著書はそういう意味で将来の腎臓内科医の進むべき領域を扱っていますが，腎臓病の病態解明・診断・治療はまだまだ発展途上で，改定の余地を幾多も残しています．上野君は 4 年間腎病理研究に明け暮れた末に 2013 年に当院腎センターに入職しました．動物実験で習得した知識を持って見たヒトの腎臓組織，そして小生達が長年蓄積してきた腎生検材料はまさしく目からウロコが落ちる，そんな感激の毎日であったと語っています．その感動を，これから腎臓病学を学ぶ若手医師に伝えたいという気持ちで，「病変がなぜそのように見えるのか？」に徹底的にこだわって書いたのがこの著書です．読者諸兄には，この本を足掛かりに研鑽を積んで頂き，新知見を習得し，新規治療法を開発する一歩にして頂きたいと切に願っております．

2018 年春

虎の門病院腎センター内科，リウマチ膠原病内科部長
日本腎臓学会理事，日本腎臓学会腎生検ガイド改定委員会委員長
乳原善文

監修のことば

このたび，上野智敏先生の『～所見を「読んで」「考える」～臨床医のための腎病理読解ロジック』の監修をさせて頂く光栄に預かり，大変に感謝している．私自身，腎臓内科の教授という役職についているにも関わらず，また腎臓オタクを自認している身にも関わらず，未だに腎病理習得は道半ばと感じている．

個人的には腎病理読影のスキル習得には，①まず腎病理の基本的リテラシーを得て，②兎にも角にも，自分の患者さんの腎病理を自分で読影し，その後にスキルのある病理医と供覧し，その後，再度，自分で見返す，という On The Job トレーニングを多数の症例で繰り返すしか無いと考えている．

①の過程の習得にはいわゆる数多く出版されている腎生検アトラス本があり，又，よりわかりやすく初学者には必須と思われる片渕律子先生の「腎生検診断 Navi」がある．②の過程は On The Job トレーニングだから，特に，教科書がなくても仕方が無いと考えていたが，それでも病理医の思考プロセスを逐一確認することは困難であり，また，その思考プロセスを理解できたとしても，それをどのように臨床に還元すべきかに迷うことは非常に多いのが実情であった．最近，筑波大学の長田道夫先生の腎病理読影の思考プロセスを，類稀な教育的才能の持ち主である慶応大学の門川俊明先生が解説する『なぜパターン認識だけで腎病理は読めないのか？』というタイトルからして挑戦的で極めて読み応えのある本が出版され，大きな進歩があった．しかし，それでも病理が読める臨床医が，腎病理医の思考回路を臨床の言葉に書き換える本がもう 1 つ欲しいという所があったと思う．

上野智敏先生は若い先生でありながら，腎病理の 1 つ 1 つの所見に常に臨床医として真摯に向き合う人である．私が彼を知るきっかけともなっているのが，彼が発表した症例報告の数々であるが，いずれも腎病理所見を極めてしっかりと自分で解釈しないと出てこない発想を持っていた．彼は腎臨床のメッカである虎の門病院で臨床の研鑽を深め，さらに長田先生の下で腎病理の臨床と研究を極めた人である．私のいる聖マリアンナ医大でも非常勤講師としてその才能を多くの若手の指導に発揮してもらっている．そのような上野先生が腎病理本を書きたいということは彼の才能を多くの人に還元する意味で極めて意義深いと考え，私のような浅学の者でも手伝えることがあればと応援してきた．

出来上がったものを見て，まだ荒削りでまだ彼の頭の中が明快になる所までは行っていない可能性があるが，これは今度，読者の反応を見ながら追々改訂していくことに期待したい．多くの腎臨床医，それから臨床医の思考プロセスを知りたい病理医の先生に読んで頂き，批評を頂ければと思う．

2018 年春

聖マリアンナ医科大学腎臓・高血圧内科教授
柴垣有吾

はじめに

蛋白尿，血尿をはじめとした検尿異常や，腎不全の原因，腎移植後の拒絶反応の有無などを精査するうえで腎生検は欠かせないツールのひとつであり，臨床医であっても腎病理組織をある程度診断できることは必要なスキルとなっています．日本腎臓学会の腎病理コンサルテーション＆レビュー，腎病理夏の学校，東京腎生検カンファレンスなど，腎病理のシンポジウムや研究会はいつ行っても会場は超満員です．参加者の９割以上は臨床医で，「病理をもっと読めるようになりたい」という臨床医のニーズの高さがよくわかります．私自身も臨床医としてたくさんの研究会に参加するたび，帰り道ではいつも「明日から腎病理読めそうな気がする！」と気分も盛り上がるのですが，翌日いざ顕微鏡の前に座ってみると，前とたいして変わってない，ということを何年も繰り返してきました．なぜ，これだけ本を読んでも，研究会にたくさん参加しても，「読める」ようにならないのか？そもそも「読める」って何なのか？まずそこから考え直してみることにしました．

多くの腎病理研究会やセミナーでは，診断が難しかった症例や，臨床像と病理像に乖離が見られた症例が取り上げられることが多く，診断を明らかにすることが主なテーマとなりがちです．病理医の先生方のディスカッションを受動的に眺め，終了時間になって「そういえば，この後の治療ってどう考えればいいのだろうか？」と疑問に思うこともしばしばです．もちろん，難解な症例の診断をつけることも大切ですが，加えて，その患者さんをずっと診ていく臨床医にとっては治療反応性や腎予後など，その後の臨床経過へフィードバックする情報をひとつでも多く病理像から得たいのです．そこまでわかることが，私たち臨床医が欲する「読める」というスキルではないでしょうか．

言うほど簡単に習得できるもではないことは百も承知ですが，臨床医がそれらの情報を少しでも読み取れるようになるためにはどんな学び方が必要なのか？

筆者なりに出した答えが，

「病変の成り立ちを意識しながら組織を見ること」

「所見の持つ臨床的意義を考えること」の２つのステップです．

所見の特徴を調べるためのリソースとしては腎生検病理アトラスをはじめとした数々の成書があり，診断の方法論としては腎生検診断標準化システマチックレビューシートなどがありますが，実際にそれらを使ってどのように学び，そして，もっと大切な「考える」ことについて明記された書物は意外にも少ないのです．

本書では，筆者が虎の門病院で若手の先生向けに行っていた腎病理レクチャーシリーズの内容をもとに，臨床医としての感覚を前面に出しながら病理の読み方と考え方について書いてみました．まず，「病変の成り立ち」という観点から所見をとらえ，（実際の症例の写真を用いながら）光顕や免疫蛍光染色でなぜそのような形態に見えるのかを理解することに重点を置きました．そして，ひとつひとつの所見が患者さんの病態診断に重要なのか，治療反応や腎予後予測に必要なのか，といった「臨床的意義を考える」ことにつなげていく構成にしました．

本書が，これから腎病理を学ぶ，あるいはもう一歩進んだ読み方を身に着けたいと考えている若手腎臓臨床医の先生方のスキルアップに少しでもお役に立てば幸いです．

2018 年春

上野智敏

目　次

序章

染色の基礎知識と標本を見る手順
～標本を「見る」だけでなく「考える」？～

病理標本を読むときの思考回路
～臨床医と病理医の違い～

腎生検標本を前にしたとき，臨床医と病理医に共通して言えるのは，まず患者さんの臨床像や背景疾患を整理し，予想されうる病理像をイメージしてから臨床像と組織所見の整合性を標本上で確認しようとする点です．さらに病理医は，より詳細なレベルに踏み込んだ病理所見の描写から，予想される背景病態と必ずしもリンクしない病変にも注目し，臨床医が意識していなかったその他の病態に関する情報も組織から抽出できることもあります．理想的にはこのアプローチを臨床医もできればよいのですが，得てして難しいのも事実です．では，臨床医はどのように学べばよりこの理想形に少しでも近づくことができるのでしょうか．

多くの教科書では総論よりも疾患ひとつひとつの各論のページが何倍も分厚く，例えば，まず「IgA 腎症」というタイトルがあり，臨床所見としては検尿で尿潜血陽性，光学顕微鏡（光顕）ではメサンギウム領域やパラメサンギウム領域に半球状沈着を伴ったメサンギウム増殖性腎炎で，IF で IgA 優位の沈着があり，電顕でも光顕・IF でみられた沈着と同部位に高電子密度沈着が見られる，といった型の記述です．つまり，最初に“診断名ありき”の縦割りの分類・記述形式なのです．さらに組織所見についても，「これがメサンギウム細胞増殖」という病変としては完成した写真が掲示されていて，なぜ・どのようにしてその病変ができ，何を根拠に正常と見分けるか，そうしたことは書かれていないことがほとんどです．

ですので，臨床医は病理を学び始めるとき，この疾患ごとに特徴的な病理所見をまずはパターン認識として覚えて，教科書と病理標本を見比べながら覚えた所見に“合う”ものや“似ている”ものを探します．もちろん，最初はそのやり方

JCOPY 498-22434

で良いのです．ただ，この絵合わせに慣れすぎると，標本を見る前に臨床情報のみで頭の中で無意識に患者さんの組織に対する先入観を作ってしまい，実際に読みながら「これは○○腎症のパターンに合っていますね」というようなコメントをしてしまいます．しかし，パターンという言葉は便利な表現である反面，パターンに含まれない所見を見る目が曇ってしまい，典型的なパターンに当てはまらない所見がひとつ，ふたつと出てきた途端にちぐはぐな読み方になってしまうこともしばしばです．

これを脱却するために，腎臓病理学の恩師である長田道夫先生から頂いた教えは，「まずは病理診断書を自分の言葉で書いてみること，そして病理医が書いた診断書と見比べて何が足りなかったかを確認して，もう一度組織を見てみること．そしてこれを繰り返すこと」でした．なんだ，当たり前のことじゃないか，と思いながら実際に自分で書いてみようとしたとき，すぐに筆が止まり，自分の頭の中に所見を記述する語彙があまりに少ないことに気付きました．つまり，それまでは目で見た病理像を本当に「ただ見ていただけ」で，頭の中ですら言語化していなかったのです．だから診断書も書けないばかりか，所見が教えてくれていた背景病態の半分も理解できていなかったのでした．診断書を書くということは，所見を正しい用語を使って描写し，患者さんの病態や予後について「考える」作業だったのです．そして，その「考える」力を身に付けるためには，「疾患横断的に所見を形態学的な成り立ちから理解しなおす」ことが，一見遠回りなようで，実は最も近道である，と気づいたのです．

基本となる各染色の基礎知識

ここから先は所見を正しく描写して成り立ちを明らかにするために，実際の標本を示しながら基本となる染色法の知識について整理していきます．

標本を見る前段階として，各染色法で何が染まるのかをきちんと理解しておくことはとても重要です．それぞれの染色には所見の描出に関して得意分野があり（一方で苦手分野もあり），これによって「この染色ではどの所見を中心に評価する」といったおおよそのルールが存在します．

JCOPY 498-22434

以下に腎生検において代表的な染色とその特徴を示します.

PAS（periodic acid Schiff）染色

PAS染色は腎生検の染色法の中でも最もポピュラーな染色法のひとつで，おそらく多くの臨床医や病理医が最初か2番目に見る染色です．もともとは組織切片内のグリコーゲンや粘液多糖類の検出のために考案されたものです．つまり，糖鎖を持つものがPAS陽性（赤紫色）となり，原理としては過ヨウ素酸（periodic acid）により糖質を酸化してアルデヒド基を生じさせ，これがSchiff試薬中のleucofchsinと反応し，独特の赤紫色を呈します．糸球体・尿細管・血管の各基底膜およびメサンギウム基質は成分に糖蛋白を含むため，PAS陽性（赤紫色）を呈し，腎生検標本の全体像を掴むのに適した染色です．一方，注意点もあります．PAS染色では上記の基質に加え，近位尿細管刷子縁，ミトコンドリア，細胞内グリコーゲン顆粒，粘液性物質，高度蛋白尿に伴う尿細管細胞内の硝子滴顆粒，真菌類，など非常に多くのものが赤紫に染まります．つまりPAS陽性の物質が何を示しているのか，いつもその本質の判断を誤らないよう気を付ける必要があります.

PAM（periodic acid silver-methenamin）染色

PAM染色は過ヨウ素酸で酸化されたアルデヒド基に（PAS染色のSchiff試薬に代わって）メセナミン銀錯体を結合させたもので，細胞が産生する基質や膠原線維が特異的に陽性（黒色）を示すため，細胞と細胞外基質の関係がPAS染色よりも明瞭に把握できます．この特性のおかげで，基質が主成分である糸球体基底膜の細かな変化（スパイク形成や二重化，破綻など），メサンギウム細胞とメサンギウム基質の相互関係，さらに線維性半月体形成の際にみられる基底膜の新生などが他の染色に比べて格段にわかりやすくなっています.

では，実際に同じ糸球体でPAS染色とPAM染色を見比べていきましょう 図1．A，BがPAS染色，C，DがPAM染色の糸球体です．あえて患者さんの年齢や腎疾患名はお示ししません．純粋にPASとPAMの違いにだけ注目してください．

図1

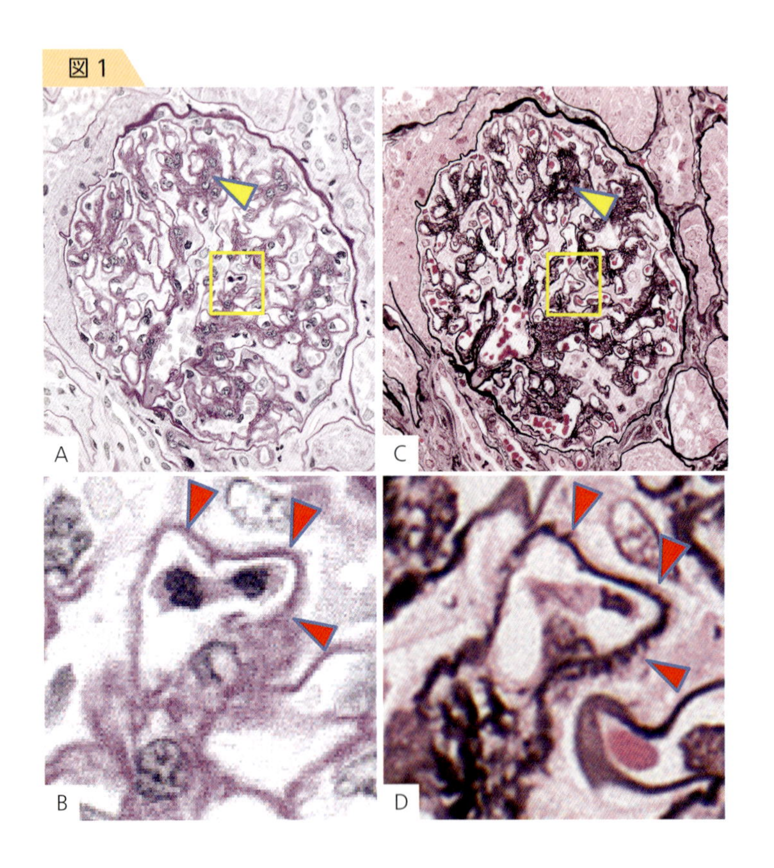

まず，メサンギウム基質（メサンギウム細胞がつくり出す物質）に関しては，PAS染色では赤紫，PAM染色では黒く染まっています（黄色矢印）．メサンギウム細胞そのものに関しては，PAM染色では基質の黒色の中に核が埋もれてしまい，視認しづらいです．相対的に，細胞増殖の評価はPAS染色のほうがやりやすそうです．しかし，細胞増殖におけるPAM染色も実は非常に重要な情報源であり，詳細はChapter 1で記述します．

では，同じ糸球体で基底膜について見てみましょう（図1A，B 黄色四角）．PAS 染色では赤紫にぼやっとした感じで基底膜が厚そうに見えますが（赤矢印），PAM 染色で同じ部分を見てみるとしっかりとしたスパイクが確認できます（赤矢印）．このようにPAM 染色では基質とそれ以外のもの（免疫複合体沈着など）がしっかりと染め分けられるため，PAS 染色に比べ基底膜の評価に優れているのです．

PAS 染色は多くのものが染まります．その1つに近位尿細管のミトコンドリアがあります．尿細管は1本の長い管状構造で，その内腔は尿細管上皮細胞という単層円柱上皮で近位から集合管まで連続的に裏打ちされています．しかし，尿細管は近位・ヘンレのループ・遠位・集合管などそれぞれの場所でそれぞれ違った機能を持っています．特に，近位尿細管は多くの物質の能動的再吸収にかかわります．そのため，ATP を大量に消費するため，細胞内のミトコンドリアを含めた細胞小器官が豊富です．そしてこのミトコンドリアはPAS 染色で染まるため，近位尿細管の細胞質は他の尿細管に比べピンク色が濃いです．これによって，今見ている尿細管が近位尿細管なのか，それ以外の尿細管なのかを見分ける一助となることがあります．尿細管を見分けるのにもう1つ役に立つのが，近位尿細管だけが持っている刷子縁です．この刷子縁は尿細管上皮細胞の尿腔側に出ているもので，電子顕微鏡で見ると刷毛のような細い管状構造の集まりです．次の写真を見てください 図2．

図 2

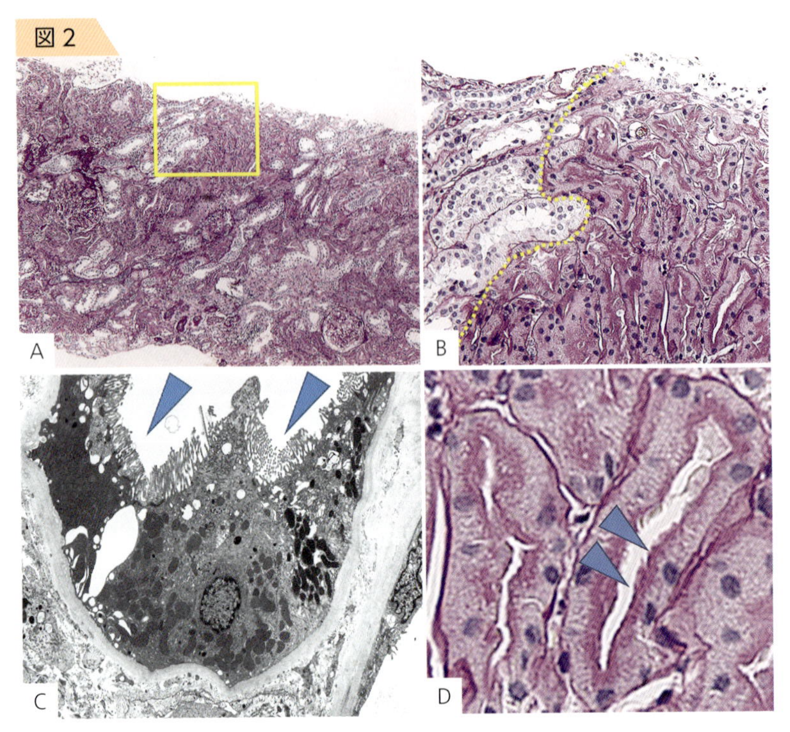

A： 腎生検で採取された標本の弱拡大像です．障害像がほとんどない，よく保たれた尿細管が全体に見られます．

B： A の写真の四角部分の拡大図です．（光顕レベルではその 1 個 1 個まで識別はできませんが）ミトコンドリアは PAS 染色で染まります，黄色い点線の右側の尿細管は全体に色がピンク色（PAS）陽性の細胞質，すなわちミトコンドリアを豊富に持つことから近位尿細管であることがわかります．点線の左側の尿細管は遠位尿細管あるいは集合管と考えられます．

C： 近位尿細管の電顕写真です．上皮細胞内には楕円形の高電子密度の細胞内小器官が多数あり，これは能動輸送にかかわる ATP を作り出すミトコンドリアです．尿細管上皮細胞の尿管側には，ブラシのように管状の構造が多数あり，これが刷子縁と呼ばれる構造です（矢印）．

D： 光顕の PAS 染色で見てみると，刷子縁は尿管側を縁取るようにピンク色の帯状に見えます．つまりこの縁取りを持つものが，光顕上，近位尿細管と識別されるのです．

JCOPY 498-22434

Masson（マッソン）染色

マッソン染色は，腎生検標本を見るときに多くの先生が最初に見る染色です．

もともとアニリンブルーでコラーゲンなどの膠原線維を青く染める染色法です．それに加えて，ヘマトキシリンで核を青紫色に，フクシンで細胞質が赤く染まります．3つの色で染め分けるので，Masson-trichrome（MT）染色ともよばれています．

組織を見る際，マッソン染色で見るべきポイントは…

・間質の線維化

・沈着物

・糸球体係蹄の壊死

の3つです．

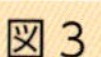間質の線維化

最初に間質の線維化です．

マッソン染色では膠原線維が青く染まり，尿細管などが赤く染まるため，線維化を起こしている部分とそうでない部分の境界が明瞭にわかります 図3．

図3

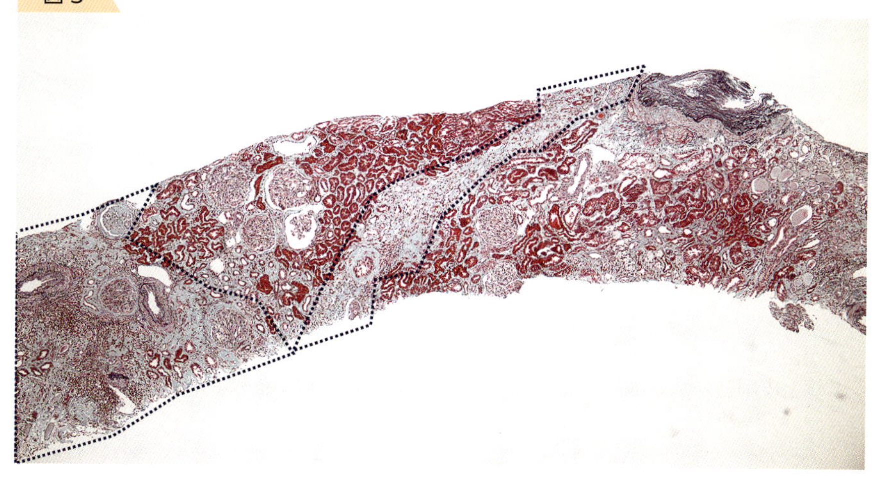

腎生検標本の弱拡大写真です．赤い部分と青い部分に大別されています．点線で囲んだ部分は遠目から見ても青い部分が多く，大部分に線維化が起こり，そこに含まれる尿細管は高度に萎縮しています（尿細管機能が廃絶しています）．そのほかの赤い部分は保たれた近位尿細管です．

このようにして，マッソン染色では採取された標本の線維化の割合を見ることで，腎実質の機能がどの程度が保たれているか（あるいは線維化を起こしてどの程度の機能を失っているか）をおおまかに把握できるという特徴があります．

沈着物

IgA 腎症のパラメサンギウム領域の半球状沈着や，ループス腎炎におけるワイヤーループ病変，膜性腎症の上皮化沈着などがマッソン染色中のフクシンによって赤く染まって見えることがあります 図4．

図4

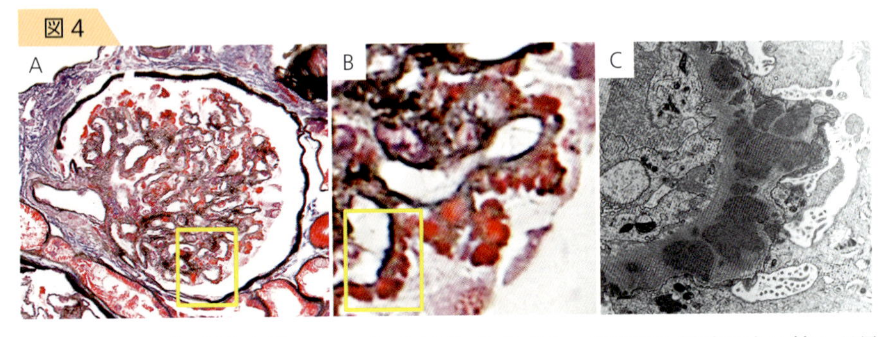

A: V型ループス腎炎症例の MT（＋PAM）染色です．糸球体の係蹄に赤い粒々が見えます．

B: A の四角部分の拡大図です．MT 染色でここまで沈着がはっきり見えることは珍しいですが，係蹄に免疫複合体沈着が赤色で顆粒状に鮮明に見えます．

C: 同じ症例の電顕写真です．B の四角部分のように，MT 染色で見られた赤色の沈着は，電顕でみると上皮下に沈着した免疫複合体であることがわかります．

係蹄壊死（フィブリノイド壊死）

マッソン染色では，赤血球や，血管炎の係蹄壊死によって析出したフィブリンなどが赤く染まります．そのため，糸球体内で赤く染まっているものが赤血球の凝集なのか，析出したフィブリンなのか判別に迷うことがあります．そのときは，糸球体毛細血管の枠におさまる分布かどうかを見てみてください．赤血球の凝集であれば，どれだけ集まっても係蹄の外にはみ出すことはありません．一方，フィブリンの析出が起こるとき，多くの場合は血管炎などで係蹄が壊死して断裂しています．その結果，血漿成分が毛細血管から尿腔に大量に漏れるため，析出するフィブリンも必然的に毛細血管の枠以上の広がりで出現することになります 図5．

図 5

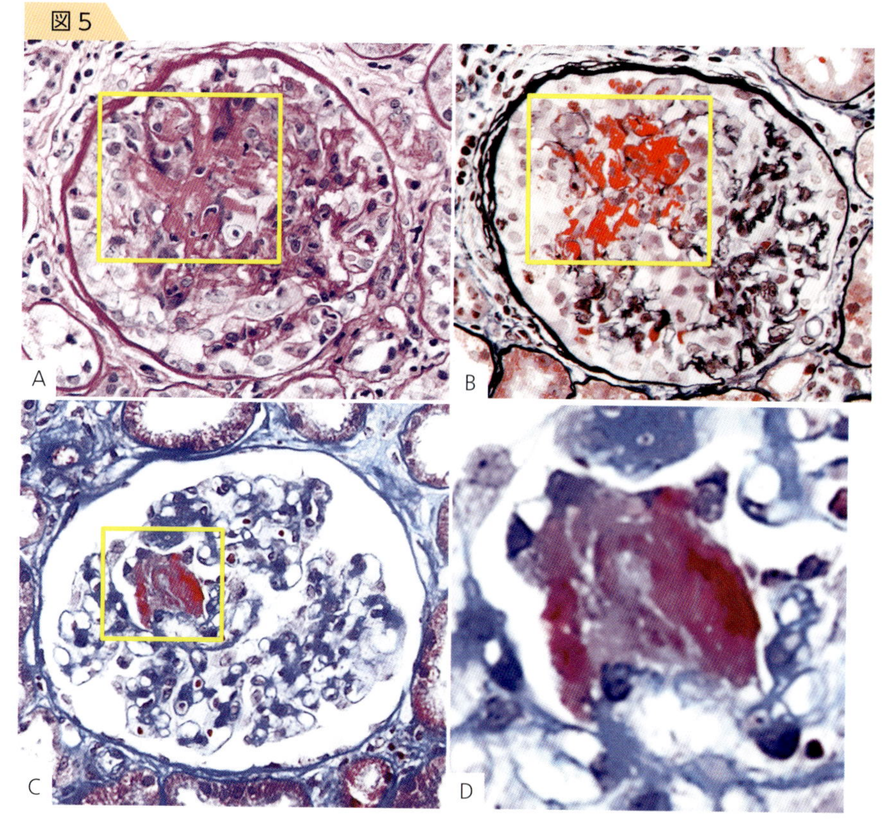

A： MPO-ANCA 関連血管炎症例の PAS 染色の写真です．10 時方向（四角内）にベタっとした PAS 陽性の物質が広がっています．

B： MT（+PAM）染色です．PAS 染色ではどこからどこまでがフィブリンの析出かはっきりとはわかりませんでしたが，MT 染色では毛細血管の形態にとらわれない（枠におさまらない）分布の鮮明な赤色として確認できます．

C： アレルギー性肉下腫性血管炎症例の MT 染色です．四角で囲んだ部分に赤い染色域があり，同部位での係蹄壊死（フィブリンの析出）が疑われます．

D： C の拡大図です．血管係蹄の枠にとらわれない分布の赤い染色域がみられ，フィブリンの析出です．（係蹄の形におさまる分布の場合は単に溶結した赤血球であることもしばしばです．係蹄の形の枠内にとどまるか，それを超えた分布になるかがフィブリノイド壊死を見分けるポイントです）

HE (hematoxylin eosin) 染色

ヘマトキシリンによって主に核を紫色に，エオジンで細胞質や基質を含む細胞外成分をさまざまな濃淡のピンク色に染めます．病変の主座や性状（特に炎症かどうか）を大まかに知るには適していますが，核以外のさまざまな物質はピンクの濃淡でしか表現されないため，詳しい性状を観察することが難しいです．

腎生検におけるHE染色が有用な場合として，糸球体や尿細管間質に浸潤している炎症細胞の種類を判別する必要があるときです．

たとえば，同じ尿細管間質腎炎の症例でも，間質に浸潤している細胞が好酸球か，リンパ球か形質細胞かで背景病態が大きく異なります（図6，詳細はChapter 5）．

図6

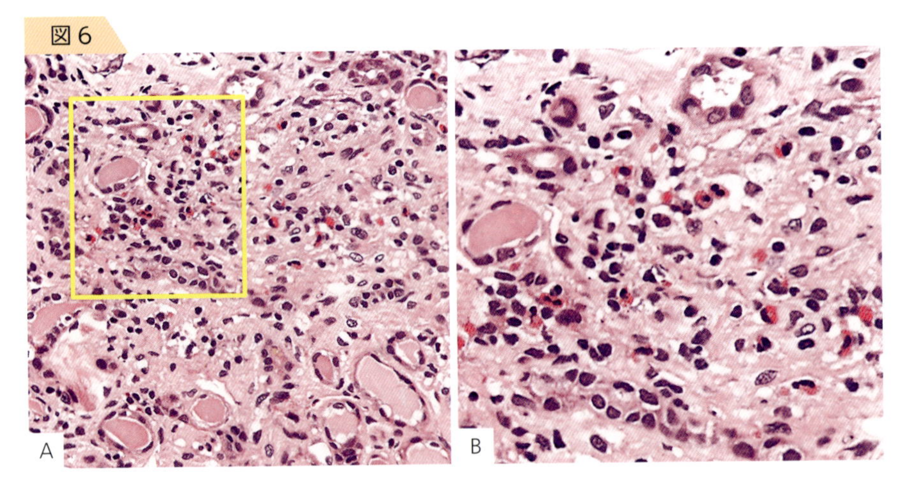

A：アレルギー性肉芽腫性血管炎症例のHE染色写真です．尿細管にはTam-Hosfall蛋白と思われる円柱と，間質には多数の炎症細胞が浸潤しています．

B：四角部分の拡大図です．間質に浸潤した炎症細胞の中に，赤い細胞質を持つ好酸球が多く存在していることから，何らかのアレルギー性の病態が背景にあることが推察されます．

間質に浸潤している白血球の大部分が細胞質をほとんど持たない小型核のリンパ球であった場合，薬剤性や特発性の間質性腎炎，あるいは移植腎であればT細胞性拒絶ということになります．また，好中球の割合が多い場合は膀胱尿管逆流からの尿路感染症などが疑われ，線維化を伴う形質細胞の集簇であった場合は，IgG4関連疾患の可能性もあります．こうして，HE染色では白血球の細かな染色性の違いも描出できるため，浸潤細胞の同定，および背景病態の推測に役立ちます．

このように，PAS，PAM，MT，HEの各染色の性質（何がどう染まるか）の違いによって，光顕でのさまざまな視覚的な変化が起こります．それは，腎臓の組織内での細胞の増殖や，（基質や膠原線維などの）物質産生を表現しているのであり，すなわち目に入ってくる病変の成り立ちを物語っているのです．

腎生検標本を見る手順～どの順番で見ていく？～

標本を見るとき，どの染色のどの倍率から順に見なくてはならないといった決まりごとはありませんが，少なくとも多くの臨床医や病理医が行っている方法としては「弱拡で標本の全体像をつかみ，次第に倍率を上げていきながら糸球体や尿細管の病変を細かく観察していく」という流れが一般的かと思います．

大切なことは**“どの倍率では何を見る”というのを自分なりに決めて，それをきちんと意識して見ることと，（たとえ臨床情報からほぼ原疾患が類推できている場合でも）自分で決めたルーチンの見方を欠かさずやり続けること**です．この点を意識しながらより多くの標本にあたることで，細かな病理所見を拾いあげる目が少しずつ養われていきます．

40倍

一般的な顕微鏡ではこれが最も弱拡大のレンズです．組織がきちんと固定・処理されたサンプルなのかどうかも含め，その標本の俯瞰図を得るようなイメージで，皮質：髄質の比，糸球体の数などをおおまかに見ます．多くの場合，この倍率では主に間質の線維化・尿細管萎縮の割合を評価することが多いため，染色法としてはマッソン染色のプレパラートを見ることが多いです（遠目に見て青い部分が多い＝線維化した部分が多いということになります）．

100倍

病変の広がりや性状をより詳しく見ます．病変の主座が糸球体病変なのか，尿細管間質病変なのか，血管なのか，あるいはそれらが複合したものなのかを評価

JCOPY 498-22434

します．病変の広がりを示す用語としてびまん性（diffuse）vs. 巣状（focal），全節性（global）vs. 分節性（segmental）がありますが，前者は採取された標本全体における表現で，後者はひとつの糸球体の中での病変分布に対して使う表現です．

WHO 分類の基準では diffuse も global も 80％以上と表記されていましたが，2004 年発表のループス腎炎 ISN/RPS 分類では diffuse と focal の区切りを 50％，IgA 腎症 Oxford 分類でも 50％以上ということにしており，現状では標本の 50％以上の分布を示すものをびまん性（diffuse）と呼ぶことが主流になっています．

この倍率では糸球体数のカウントなども行います．

200～400 倍

糸球体ひとつひとつ，尿細管間質病変一か所一か所，つぶさに観察していきます．途中，血管を見つけたらその太さや血管病変の有無も合わせて見ていきます．詳細は各論で記述しますが，糸球体や尿細管間質病変，血管病変の有無・性質などを評価します．

片渕先生の御著書である“腎生検診断 Navi”の中で，「腎生検診断は“木”も見て“森”も見る」という表現をされており，まさにそういうものだと筆者も考えます．鳥が空から森を俯瞰して，そのうちの 1 本の木に向かって降り立って，そこからは木々の間を横に渡り飛ぶイメージで，弱拡大で標本の全体像を把握し，高拡大ではひとつひとつの糸球体や尿細管病変を見ながら横移動するイメージです．

そうした見方ができるようになるためには，教科書的な疾患縦割りの知識に加え，急性なのか慢性なのか，炎症なのか沈着なのか，形態変化の背景にどのような病態が存在するかといった病変の成り立ちの理解（病理総論の知識）が必要ですし，筆者がこの本を通して最も強調したいポイントです．

CHAPTER 1

細胞増殖性病変の見方と考え方
―「局在」と「基質産生の有無」に着目―

細胞の増殖性病変は糸球体腎炎を含めた増殖性腎炎の最も主要な所見です．例をあげれば，溶連菌感染後糸球体腎炎での血管内皮細胞の増殖，IgA腎症におけるメサンギウム細胞増殖，半月体形成腎炎における半月体など，さまざまな病態で増殖性病変は形成されます．また，病態によっては２つ以上の細胞が同時に増殖していることもあるため，「○○細胞が増えているから■■腎症」といった一対一対応の疾患特異性はありません．

では，臨床医にとってどの細胞が増殖しているのかをきちんと識別できることの意義は何でしょうか．その答えは，細胞増殖は単に病理診断に必要なだけでなく，**その患者さんの疾患活動性や治療反応性・腎予後を規定する重要な因子となる場合があるから**です．

ネフロン内でどの細胞が増殖しているかを判別するためのキーワードは，増殖している細胞の**「局在」と「基質産生の有無」**です．

ネフロンを構成する細胞は４種類あり，
①血管内皮細胞
②メサンギウム細胞
③糸球体上皮細胞（ポドサイト）
④ボウマン嚢上皮細胞
の４つです 図 1-1 ．
上記４つの細胞のうち，「増殖能を有する」細胞はどれでしょうか？

図 1-1

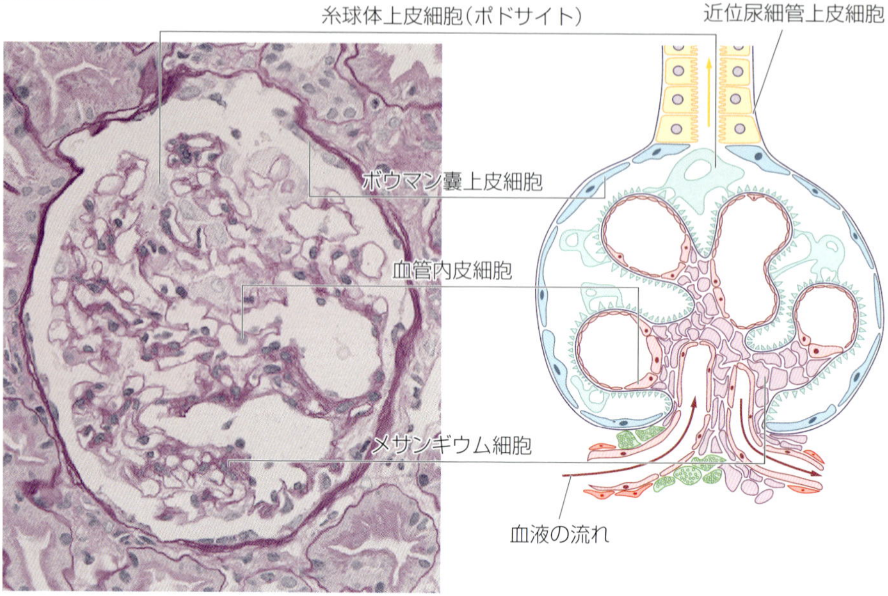

糸球体上皮細胞(ポドサイト)
近位尿細管上皮細胞
ボウマン嚢上皮細胞
血管内皮細胞
メサンギウム細胞
血液の流れ

答えは内皮細胞，メサンギウム細胞，そしてボウマン嚢上皮細胞の 3 つです．以前は HIV 関連腎症や巣状糸球体硬化症の collapsing バリアントなどで糸球体の外側で増殖している細胞は脱分化した糸球体上皮細胞（ポドサイト）であると言われていましたが[1]，さまざまな研究結果からこの細胞の正体はボウマン嚢上皮細胞であることが明らかになり[2,3]，現在は糸球体上皮細胞には増殖能はないと考えられています．

したがって，糸球体内外で増殖している細胞を見たら，それらの細胞は内皮細胞か，メサンギウム細胞か，もしくはボウマン嚢上皮細胞のいずれかということになります．

では次に,「基質を産生することができる」細胞はこれらのうちどの細胞でしょうか？

答えはメサンギウム細胞とボウマン嚢上皮細胞，糸球体上皮細胞の 3 つです．

いきなり「基質」と言われてもピンとこないかもしれませんが，基質とは腎臓の組織で言えば糸球体や尿細管の基底膜や，メサンギウム領域などを構成する物質の総称で，Ⅳ型コラーゲンをはじめとした PAM 染色で“黒く”染まる物質群

JCOPY 498-22434

の総称です．

メサンギウム細胞は糸球体毛細血管係蹄の張力を物理的に調節している細胞ですが，同時に糸球体の支持組織としてⅣ型コラーゲン，ラミニン，ヘパラン硫酸プロテオグリカンなどの基質を産生します[4]．ボウマン嚢上皮細胞はボウマン嚢を内貼りする細胞で，その足場であるボウマン嚢基底膜を構成する基質を産生します[5]．

糸球体上皮細胞は腎臓の発生段階で糸球体基底膜形成を形成する際や，完成した基底膜を維持する上で必要な基質を産生しています[6]．糖尿病性腎症では高血糖に曝露された糸球体上皮細胞が基質を過剰産生し基底膜を肥厚させますが[7]，この上皮細胞の基質産生能が病理診断上問題になることはあまりなく，**実質的に基質産生能を持つ細胞はメサンギウム細胞とボウマン嚢上皮細胞の 2 種類と考えて差し支えありません．**そして，この基質産生の有無が増殖細胞の識別にとても役に立ちます．

増殖能と基質産生能の有無をまとめると以下のようになります．

	増殖能	基質産生能
糸球体内皮細胞	○	×
メサンギウム細胞	○	○
ポドサイト	×	△
ボウマン上皮細胞	○	○

この表から言えることは，**増殖能と基質産生能も併せもつのはメサンギウム細胞とボウマン嚢上皮細胞の 2 つだけ**ということです．

増殖している細胞の局在を見る

それでは，1つめのポイントである「局在」での判断に移ります．実際に組織の写真を見ながら考えていきましょう 図1-2．

図1-2

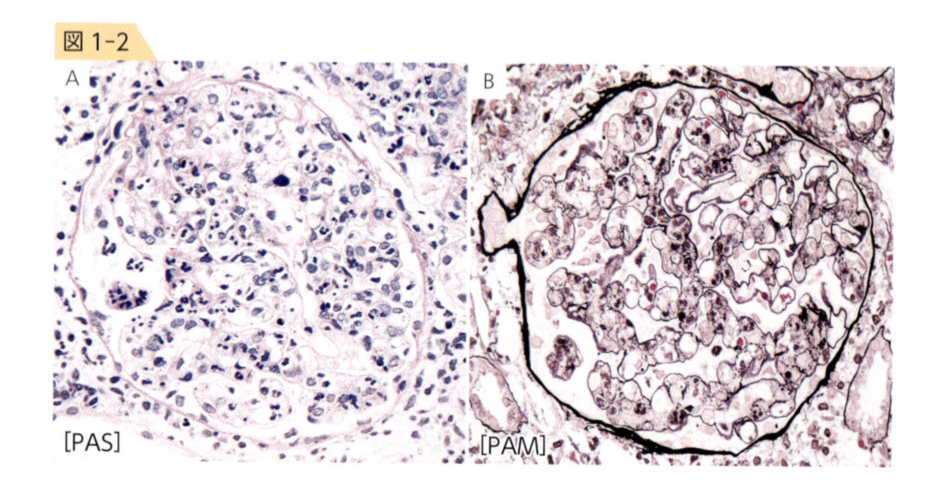

31歳女性，溶連菌感染後急性糸球体腎炎の症例です．PAS染色（A）で見るとまず，糸球体内の細胞の数が多く，富核といわれる現象です．この内訳としては糸球体内固有の細胞の増殖に加え，糸球体内を循環している炎症細胞（分葉した好中球など）の増加もあります．増殖している細胞は主に係蹄内にあり，炎症細胞の存在も含めて毛細血管内のスペースが細胞で詰まっているように見えます．**局在から考えると，この部分で増殖しうる細胞は内皮細胞であり，それら増殖細胞はPAM染色（B）で見ると基底膜で囲まれた毛細血管係蹄内に限局しています**．つまり増殖細胞の局在から，これは内皮細胞の増殖（＋炎症細胞浸潤）と判断されます．

電顕写真で見ると 図1-3A，やはり糸球体の係蹄スペース内を埋め尽くすように内皮細胞の増殖が見られます（黄色円）．係蹄の別の部分を高倍率で見ると 図1-3B，係蹄内には内皮細胞だけでなく，無核で顆粒を豊富に持つの血小板や，分葉した核と顆粒を持つ好中球などさまざまな炎症細胞も毛細血管内を循環し光顕上は内皮細胞と一緒に係蹄内を埋め尽くしています（黄色円）．

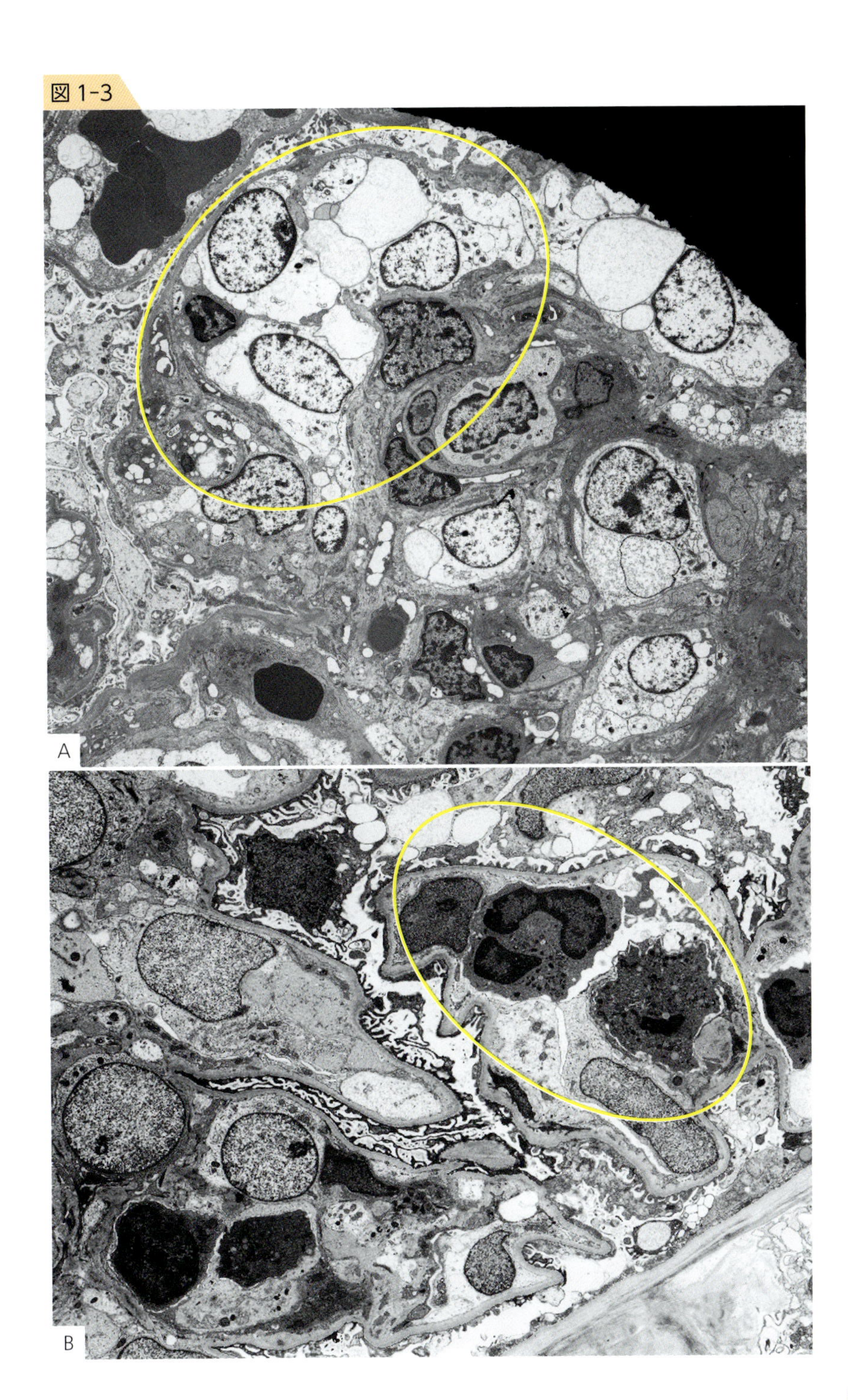
図 1-3
A
B

内皮細胞について

糸球体毛細血管内皮細胞は扁平な胞体を持つ細胞で，血管内腔を円筒状に内貼りをしている細胞です[8]．内皮細胞には直径 60～100nm の円形の fenestra と呼ばれる孔が無数に存在し，この孔は基底膜に通じています．これを通り抜けられるものだけが糸球体で濾過されることから，内皮細胞は糸球体に固有な濾過障壁を形成する第一のバリアとしての働きを持っています[9]．ちなみに，電顕写真で内皮細胞を探すときはこの fenestra を目印にして，この fenestra と連続性を持つ細胞を内皮細胞と識別します 図 1-4 .

図 1-4

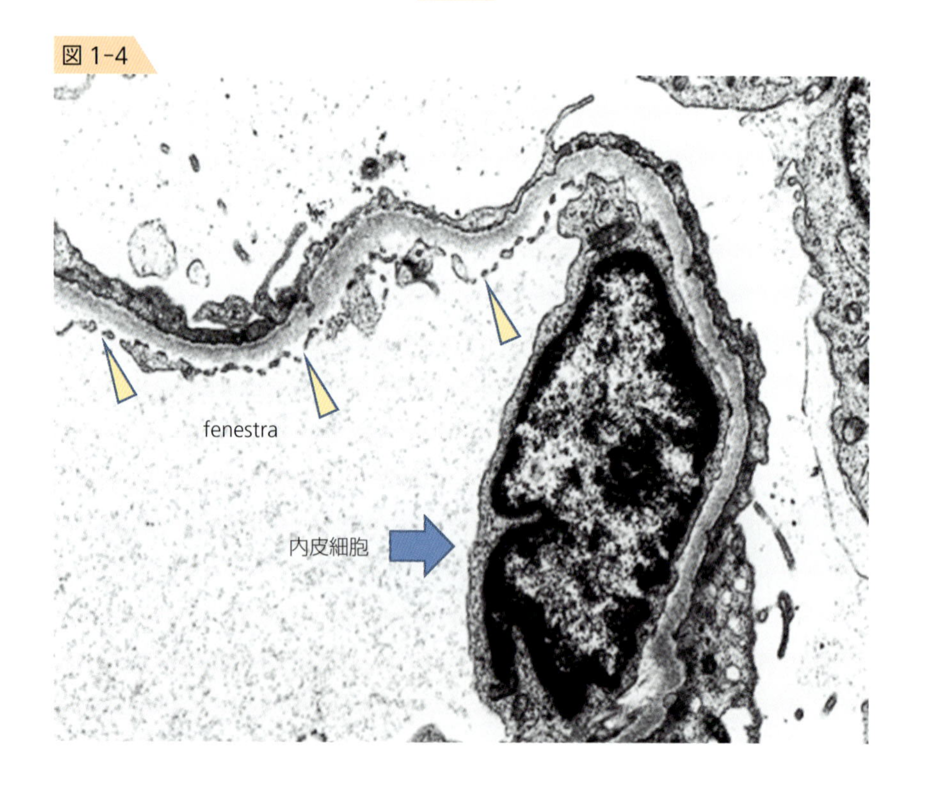

内皮細胞は非常に扁平な細胞であるため，光顕で示せる範囲の倍率ではその細胞質まで見ることは難しいですが，ちょうど内皮細胞の核の部分で切片が作られたときは核のみが見えることがあります．つまり，正常であれば内皮細胞の核はどの係蹄でも見られるものではなく，多くの係蹄で内皮細胞の核が見られる場合や，1 つの係蹄内に 2 つ以上の内皮細胞の核が見られた場合は内皮細胞の増殖と考えます．

内皮細胞増殖はさまざまな疾患で起こる

内皮細胞の増殖は多くの糸球体腎炎で起こり，しばしば血管内の白血球浸潤を伴うことから，いわば“急性の炎症所見”で疾患特異性は高くありません．ただし，内皮細胞増殖を呈する糸球体の分布（巣状かびまん性か，全節性か分節性か）やその他の随伴所見との組み合わせである程度，原因疾患の予測ができます(表)．

管内増殖のみの場合	巣状分節性	IgA腎症，紫斑病性腎炎，ループス腎炎（classⅢ）etc.
	びまん性	溶連菌感染後腎炎，バルボウイルス腎炎，クリオグロブリン血症，移植腎糸球体炎，ループス腎炎（classⅣ）
管内増殖＋他の病変の場合	＋基底膜病変	原発性：MPGN　TypeⅠ～Ⅲ 二次性：ループス腎炎classⅢ（or Ⅳ）＋Ⅴ，シャント腎炎，HCV関連腎症(MPGN)，抗リン脂質抗体症候群，HUS/TTP，パラプロテイン腎症，PGNMID etc
	＋管外増殖	ANCA関連血管炎，抗基底膜抗体腎炎，IgA腎症，ループス腎炎，紫斑病性腎炎
	＋巣状分節性硬化	巣状糸球体硬化症（cellular variant），妊娠高血圧症，HUS/TTP，悪性高血圧症

(長田道夫．病理と臨床．2010；28：198-9[10]より引用・改変)

しかし，ある程度のパターン化ができるといっても1つの増殖形式に対して疾患は多数であり，IgA腎症や紫斑病性腎炎やループス腎炎は増殖パターンを変えて同じ表に何度も登場します．したがって，血管内皮細胞の増殖はやはり疾患特異性が低いことが改めてわかります．

では，次の症例を見てみましょう 図 1-5，図 1-6．何の細胞が増えているでしょうか．

図 1-5　47 歳男性　尿潜血 3^{+}，Cr 1.5mg/dL

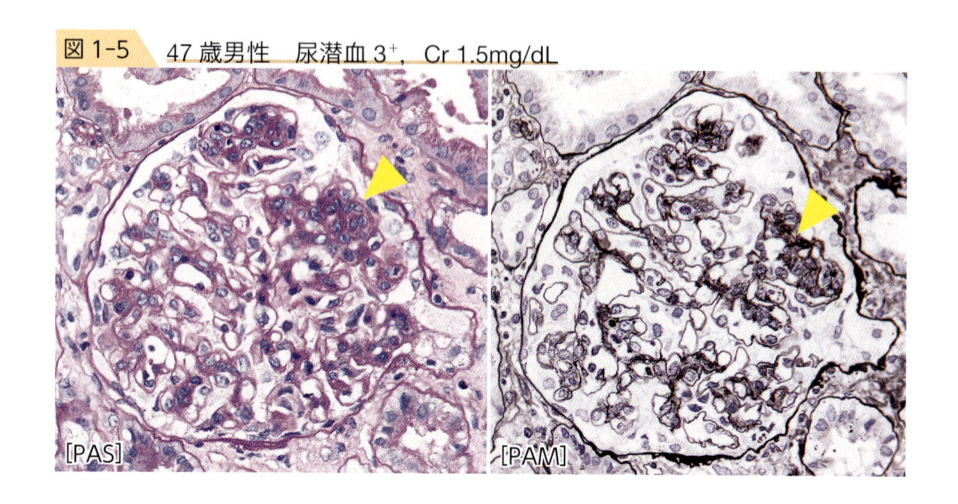

PAS 染色では糸球体のメサンギウム領域を中心に細胞増殖が見られ（矢印），毛細血管係蹄内や係蹄外の細胞増殖は見られず，局在から考えると増殖しているのはメサンギウム細胞であることがわかります．また，PAM 染色で見ると，増殖している細胞群は PAM 染色で黒く染まる基質を纏（まと）いながらながら増殖しています．つまり，増えているのは基質産生能を持つ細胞であり，その点から判断してもメサンギウム細胞であることがわかります．この患者さんは IF でメサンギウム領域に IgA，C3 の沈着が見られ，IgA 腎症と診断されました．

では，このメサンギウム領域の変化を電顕で見てみましょう 図 1-6．

とくにメサンギウム細胞がつくり出す基質はどれかに注目して見て下さい．

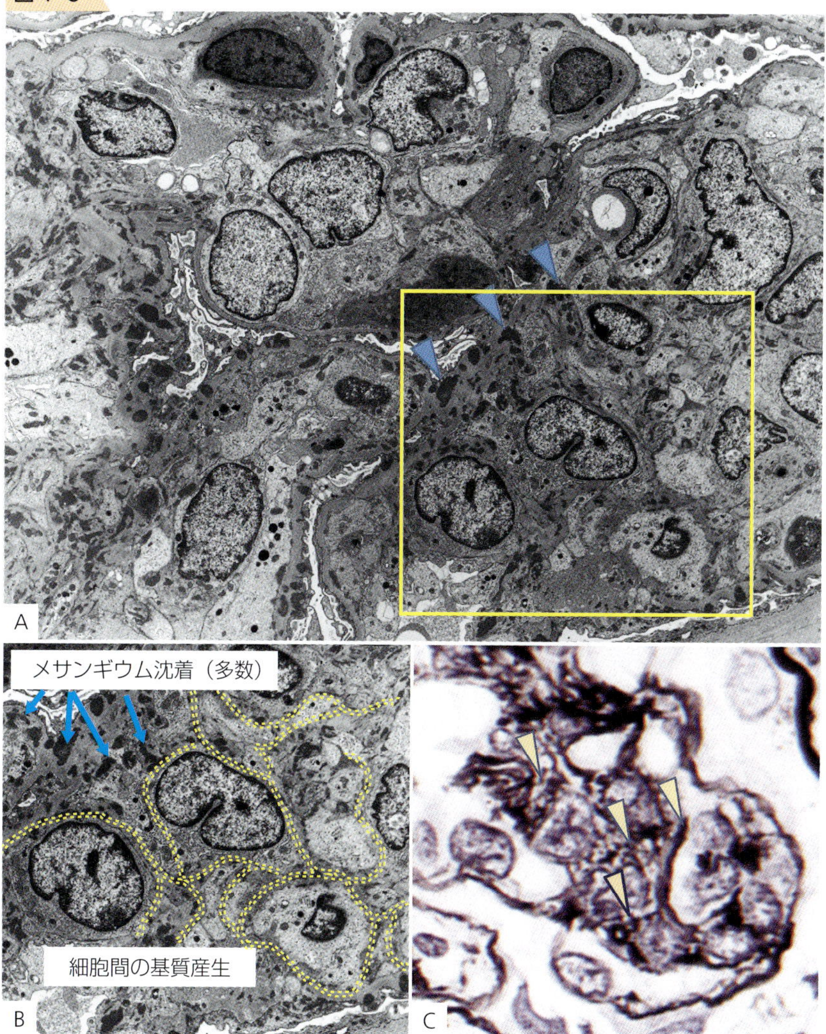

A：電顕で見ると，メサンギウム領域に高電子密度沈着（青矢印）が多数みられ，IF で見られた IgA や C3 であることが推察されます．また，このメサンギウム領域には細胞増殖が見られ（黄色い四角），局在から考えてもメサンギウム細胞の増殖であることはわかります．

B：A の四角部分の拡大図です．それら細胞は黄色い点線で示したやや電子密度が高い物質（＝基質）を産生しており，細胞同士の隔壁を形成しています．局在，基質産生能の両側面から考えても，増殖している細胞はやはりメサンギウム細胞であることがわかります．

C：光顕の PAM 染色拡大図です．増殖している核の周りにある（矢印で示した）PAM 陽性の物質が先程電顕で確認したメサンギウム細胞の産生する基質です．

メサンギウム細胞について

メサンギウム領域はメサンギウム細胞と，それが産生する基質により形成されます．メサンギウム領域は糸球体毛細血管床の底部を挟むような構造で糸球体基底膜と連続し，血管係蹄をつなぎ止めるような構造をとっています[4]．糸球体濾過では毛細血管に約 50mmHg という外向きの圧力がかかっているとされていますが，これに対する抗力としては糸球体毛細血管基底膜自体の張力と係蹄壁を外側から押さえる糸球体上皮細胞による抑制力があげられます．メサンギウム領域は濾過圧に対して基底膜を内向きに引っ張り，毛細血管係蹄の張力を調節しながら濾過圧をコントロールし，同時に形態維持も行っているという多面的な機能を持っています[4]．

光顕でメサンギウム細胞増殖を評価する際は以下のいくつかの条件があります[11]．まず，メサンギウムは血管極から離れた末梢部で評価すること，次に，1 つのメサンギウム領域に 4 個以上のメサンギウム細胞の核が見られること，そして，血管内腔に見られる内皮細胞と区別すること，の 3 点です．特に血管極付近はもともとメサンギウム細胞が多いため，これをメサンギウム細胞の増殖と間違えないように注意が必要です．

メサンギウム細胞増殖のパターン？

内皮細胞増殖と同様，メサンギウム細胞増殖も IgA 腎症や，糖尿病，ループス腎炎，膜性増殖性糸球体腎炎（membranoproliferative glomerulonephritis: MPGN）など非常に多彩な病態を背景に起こります．IgA 腎症では巣状分節性にメサンギウム細胞の増殖が起こることが特徴ですが，病期が進行したものではびまん性に増殖し，組織像だけでは他の疾患で起こったメサンギウム細胞増殖と区別するのは困難です．しかし，基質産生の程度にはそれぞれ差があり，ゆっくりと時間をかけて増殖・進行する場合は基質も豊富に産生します．その顕著な例は糖尿病性腎症で，細胞増殖に比して基質産生がとても豊富で，さらに産生が進んだ結果，基質の塊は結節状（Kimmelstiel-Wilson 病変）になります．IgA 腎症やループス腎炎で急性発症・増悪するものは細胞の増加スピードに基質の産生が追い付かず，基質増加をあまり伴わないメサンギウム細胞増殖もあります．このように，メサンギウム細胞増殖のスピードの違い（≒基質産生速度の時間差）から同じメサンギウム細胞の増殖でも基質が多いものとそうでもないものがあります 図 1-7 ．

JCOPY 498-22434

図 1-7

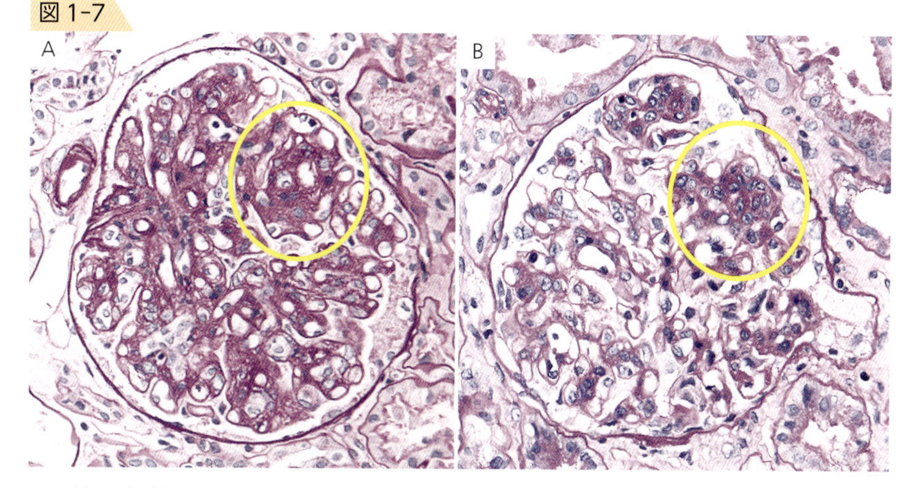

A：糖尿病性腎症の糸球体でClassⅡb（係蹄腔以上のメサンギウム拡張）に相当するものです．例えば2時方向の病変は，メサンギウム細胞も軽度の増殖はしていますが，それ以上に多くのメサンギウム基質も産生されています．

B：IgA腎症の患者さんの糸球体です．2時方向にメサンギウム細胞の増殖が見られますが，糖尿病性腎症と比較し，細胞の増殖に対する基質産生は少ないです．

「メサンギウム増殖」という言葉はありません．メサンギウム細胞の増殖なのか，メサンギウム基質の増殖なのか，あるいはその両方なのか，臨床医が自分で診断書を書く際ははっきりと記述するようにしましょう．

では，次の症例です 図 1-8．どの細胞が増殖しているでしょうか．

図 1-8　67 歳男性　ANCA 関連血管炎の症例

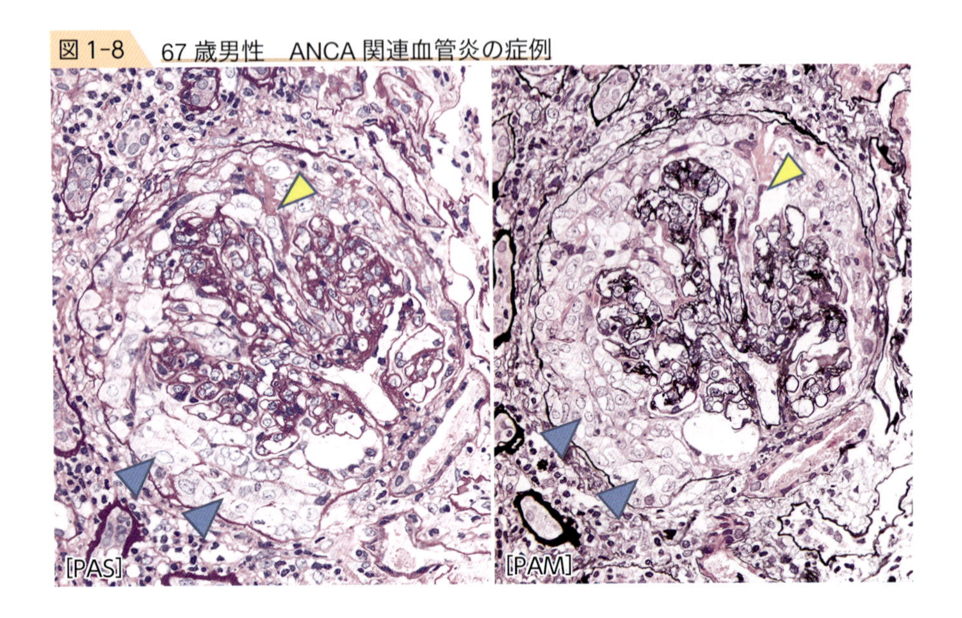

局在から考えると，増殖している細胞の**局在は糸球体の外側**であり，いわゆる半月体といわれるものです（青矢印）．半月体の構成成分はボウマン嚢上皮細胞であり，PAS 染色では糸球体の部分的な係蹄壊死（フィブリンの析出：黄色矢印）と，糸球体の外側で細胞増殖（半月体形成：青矢印）が見られます．PAM 染色で見ると基底膜が明確に染色されるため，糸球体の内外の区別がよりわかりやすくなります．

ボウマン嚢上皮細胞について

糸球体の外側にある細胞のうち，増殖能をもつ細胞はボウマン嚢上皮細胞（parietal epithelial cell：PEC）のみとされています．ボウマン嚢上皮はボウマン腔を内貼りする扁平なタイル状の細胞で，近年この細胞が持つさまざまな機能が明らかになってきました[5,12]．

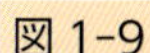

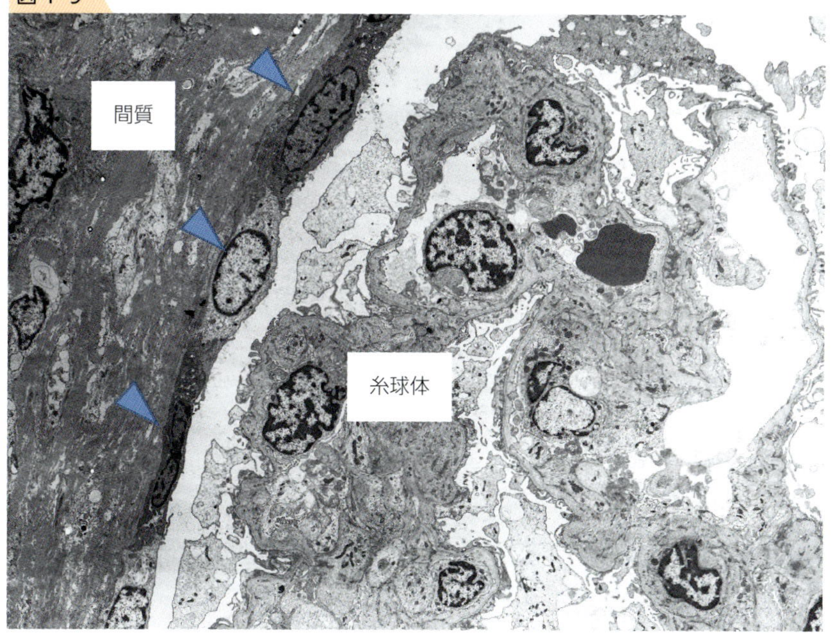

図 1-9 は糸球体の電顕の弱拡大像です．糸球体をカプセルのように包むボウマン嚢を内張りするように扁平なボウマン嚢上皮が見られます（青矢印）．

半月体形成性腎炎のモデルラットの研究から，ボウマン嚢上皮細胞は connective tissue growth factor（CTGF）を介した増殖因子の刺激を受けて増殖や癒着を形成することが示されました[13]．また，特に興味深いのは巣状糸球体硬化症（focal segmental glomerulosclerosis：FSGS）における PEC の役割です．FSGS が形成されるとき，背景疾患が何であってもその起点となるのはポドサイト障害であることが明らかになってきました[14,15]．糸球体上皮細胞障害の大きさや病期に応じて，ボウマン嚢上皮細胞は増殖したり，移動したり，基質を産生したりといった多面的な役割を示すことが明らかになり[5,16]，そのスイッチがどのよう

JCOPY 498-22434

にして入るのか，現在もさまざまな研究が進行中です．詳細は Chapter 3「結節性病変・巣状分節性糸球体硬化の見方と考え方」でもう少し詳しく説明します．

ボウマン嚢上皮細胞増殖の時間経過

メサンギウム細胞と並んで，ボウマン嚢上皮細胞もボウマン嚢基底膜をはじめとした「基質」を産生できます．ボウマン嚢上皮細胞増殖の代表的な所見である半月体においても，時間経過とともにその基質産生能を垣間見ることができます 図 1-10．

図 1-10

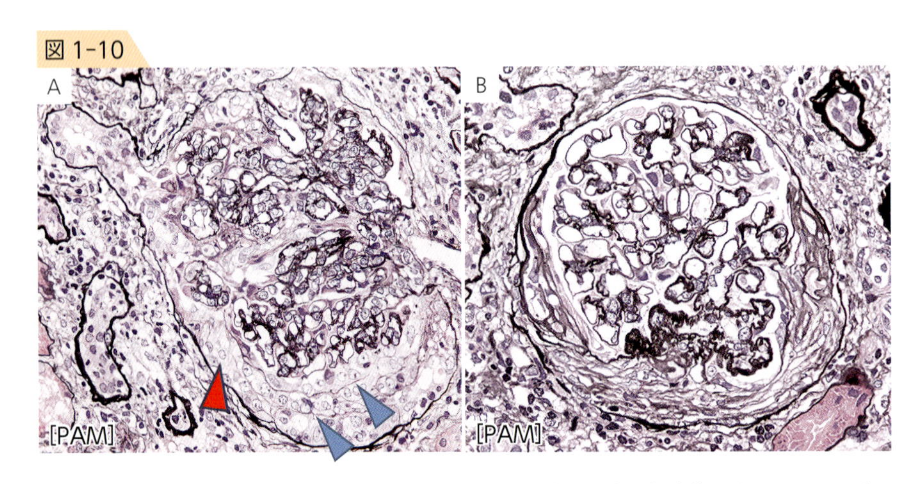

A：これは先ほど提示した血管炎の患者さん（p.24）の別の糸球体ですが，5～6 時の方向にある半月体の層と層の間にはうっすらと PAM 陽性の物質による境界線が見えてきている様子が確認できます（青矢印）．これは増殖したボウマン嚢上皮細胞が増殖のフェイズを終え，細胞本来の極性（形質）を再獲得し，基質を産生し始めている像です．一方，7 時方向の半月体（赤矢印）は依然基質の産生が見られず，この病変が依然増殖が盛んな状態にあることがうかがえます．

B：これも同じ患者さん（p.24）の別の糸球体です．半月体の病期がさらに進むと，基質産生はさらに多くなり幾重にも層を作るように配列します．これが線維性半月体と呼ばれるものです．“ボウマン嚢基質の増加”という言葉はあまり使われませんが，線維性半月体の他にも，糖尿病性腎症ではボウマン嚢基底膜の肥厚像がよく見られ，これもボウマン嚢上皮細胞が産生する基質の増加です．

増殖している細胞の基質産生の有無に着目

ここまででお示ししたように増殖性病変を形成する細胞は，局在である程度の判別ができましたが，以下のケースではどうでしょうか 図 1-11 .

図 1-11　38 歳男性　ループス腎炎

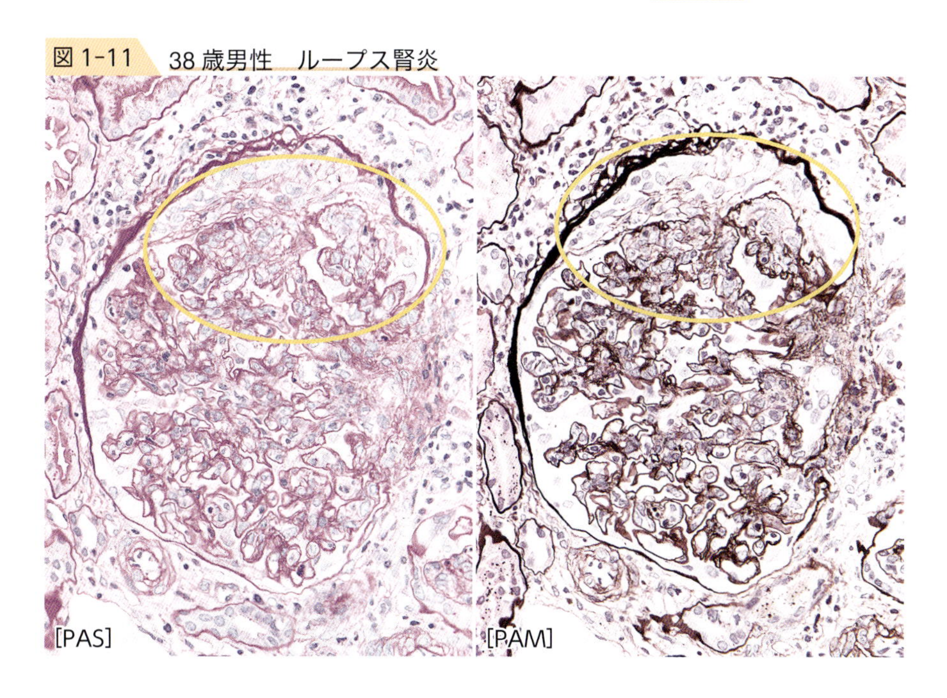

PAS 染色では一見して至る所で細胞が増殖しているように見えます．特に，黄色の線で囲んだ増殖性病変について見てみると，局在だけで考えた場合，糸球体の外側で増殖しているのはボウマン嚢上皮細胞，つまり半月体であることは予想がつくのですが，糸球体の内側の部分においては内皮細胞が増殖しているのか，メサンギウム細胞が増殖しているのか混然としていて判別が困難です．背景病態によっては２つ以上の細胞が同時に増殖していることもあり，どの細胞が増えているかがわかりにくいときに着目するのが，２つ目のポイントである「基質産生の有無」です．

糸球体を構成する４つの細胞のうち，基質産生能を有するのはメサンギウム細胞とボウマン嚢上皮細胞でした．本症例のように局在のみでは増殖している細胞が内皮細胞の増殖なのかメサンギウム細胞の増殖なのか判別が難しい場合，ヒントになるのはこの基質産生能の有無です．

図 1-11 で黄色で囲んだ部分の PAM 染色の拡大図 図 1-12 です．この中には３種類の増殖性病変があります．

図 1-12　図 1-11 の拡大図

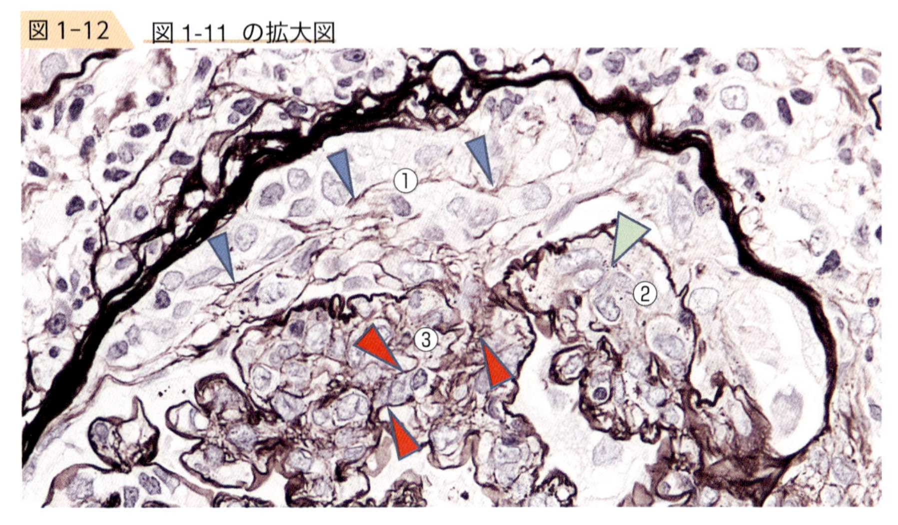

①局在から見ると糸球体の外側であり，半月体（ボウマン嚢上皮の細胞増殖）であることは予想がつきますが，細胞間に基質産生による境界線（青矢印）が見えることからもボウマン嚢上皮の増殖であることがわかります．

②血管内皮細胞は基質を産生できないため，増殖した場合は隣り合う細胞同士は Gap 結合のみで結びついているため基質は介在せず，PAM 染色で細胞間の仕切りは見えません（緑矢印）．つまりこの増殖性病変は内皮細胞の増殖であることがわかります．

③一方，メサンギウム細胞は増殖の際にも程度に差こそあれ自身の周囲に基質を産生します．細胞の核ひとつひとつが基質をまとっているため黒い縁取りがされているように見えるのです（赤矢印）．つまりここで増えているのは基質を産生できる細胞，すなわちメサンギウム細胞であることがわかります．

このように，増殖性病変を作る細胞が，局在だけでは判別しにくい状態は基質産生の有無に注目することで見分けることができます．

増殖細胞を識別できることの臨床的意義は？

ここまでの説明で，ネフロン内でどの細胞が増殖しているかは，細胞の「局在」と「基質産生の有無」で判別できることをお示ししてきました．では，臨床医が増殖細胞のひとつひとつをきちんと識別できることの重要性は何でしょうか．

その答えは，病理診断だけでなく，どの細胞が増殖しているかで疾患活動性や治療反応性，腎予後を規定する場合が疾患によって異なるからです．

A. 内皮細胞増殖（管内増殖）の臨床的意義

内皮細胞の増殖は，非常に多様な病態を背景に起こり，糸球体腎炎の急性病変として代表的な所見です[10]．ここからは疾患別に管内増殖の意義について見ていきます．

IgA 腎症

2009 年に国際 IgA 腎症ネットワークワーキンググループと国際腎病理学会により Oxford 分類が発表され[17]，IgA 腎症の多彩な病理所見を明確化し，臨床パラメータから独立して予後を予測しうるものを検討したものでした（注意点としては UP 0.5 以下，eGFR 30 以下の症例は除外されている点です）．その中で MEST（**M**esangial hypercellularitiy, **E**ndocapillary proliferation, **S**egmental sclerosis, **T**ubular atrophy/interstitial fibrosis）の 4 つの病変が予後に関連する病理所見として報告されました．MEST score のうちの「E」が管内増殖であり，E 単体でも腎機能の低下因子とされてきました．しかし，この管内増殖は治療による修飾を最も受けやすいため，評価には注意が必要との見方もあります[18]．その後ヨーロッパで行われた研究では蛋白尿が 0.5g 以下の症例でも検討が行われ，MEST はいずれも有意な予後予測因子ではなかったこと，予後との関連があったのは単変量解析で E のみであったなど[19]，さまざまな報告がありますが，いずれにしても IgA 腎症における管内増殖は半月体と並んで急性病変の代表的なもので，予後や治療反応性に関与してくる可能性があることだけは覚えておく必要があります．

ループス腎炎

本疾患においては，2004 年に発表された ISN/RPS の分類[20]が一般的に用いられ，糸球体クラス分類による予後の検討もなされています[21]．この分類の中での管内増殖は，半月体やワイヤーループ病変と並んで急性病変の1つとして重要であり，急性病変が全糸球体の50%以上に見られるとClass Ⅳとなり，Crの倍化率が上昇します[21]．さらに，半月体もClass分類に影響する重要な因子であり，細胞性・線維細胞性半月体は急性病変（A：acute lesion）として，線維性半月体は慢性病変（C：chronic lesion）として位置付けられています．同じClass Ⅳでも慢性病変を有するⅣ-A/Cの方が腎予後は各段に悪くなることが示されており，半月体の病期を同時に見ることも重要です[21]．

巣状分節性糸球体硬化症（Focal Segmental Glomerulosicrelosis：FSGS）

巣状分節性病変の中に管内増殖を伴い，それが泡沫細胞（マクロファージ）の浸潤であれば，Cellularバリアントの診断根拠となり[22,23]，蛋白尿が多く腎予後も悪い亜型です[24,25]．つまり，FSGSにおいても管内増殖を見つけることは予後にも関与してくる重要な評価項目なのです[26]．

B. メサンギウム細胞増殖の臨床的意義

メサンギウム細胞の増殖は，管内増殖以上に多様な疾患を背景に起こります．このうち，メサンギウム細胞の増殖が疾患の活動性やステージ分類に影響を与え得るのがIgA腎症と糖尿病性腎症です．

IgA腎症

Oxford分類ではMEST scoreのうちのMがメサンギウム増殖ですが，計算が非常に煩雑なため，実臨床の現場ではメサンギウム領域に4個以上の核を持つ糸球体が50%以上認められる場合をM1とすることが多いようです．日本でのIgA腎症診療指針第3版[27]では，メサンギウム増殖の程度自体は予後予測因子にもなっていないため，現時点ではIgA腎症においてメサンギウム細胞増殖を定量的に評価することの意義は少ない印象です．

糖尿病性腎症

2011年にTervaertらによって糖尿病性腎症の糸球体クラス分類が発表されましたが[28]，これは糸球体のメサンギウムの増殖の程度によってクラス分けされており，メサンギウム細胞の増殖および基質の増加がみられるClass Ⅱではメサンギウム領域の拡大の程度によってⅡaとⅡbが存在します（メサンギウム領域が結節性病変になるとclassⅢになります）．ここで注意しなくてはいけないのが，この分類ではメサンギウム「細胞」の増殖ではなく，「メサンギウム拡大」という用語を使っていることです．つまり，細胞の数そのものは問題ではありません．とはいえ，メサンギウム細胞がその基質とともに増殖することでメサンギウム拡大が起こるわけですので，その点ではメサンギウム細胞の増殖をきちんと評価すべき疾患とも言えます．Mise らの報告[29]では同じ Class Ⅱであってもメサンギウム拡大がより顕著な ClassⅡb の方が腎予後不良であることが示されています．

C．ボウマン嚢上皮細胞増殖の臨床的意義

ボウマン嚢上皮の増殖は病理組織学的には 2 つの用語で表現されます．1 つめは血管炎や IgA 腎症などの糸球体腎炎における「半月体」，もう 1 つは巣状糸球体硬化症における「管外（糸球体外）細胞増殖」です．半月体は血管炎などで出現する急性の炎症性のボウマン嚢上皮細胞の増殖ですが，2 つ目の「管外増殖」というのはいまひとつなじみがありません．これは，巣状糸球体硬化症の Cellular バリアントや Collapsing バリアントに見られるボウマン嚢上皮細胞の増殖を表現する際に使われる場合や[23]，糖尿病や IgA 腎症などで糸球体とボウマン嚢が癒着や分節性硬化を形成している周囲をボウマン嚢上皮細胞が軽度の増殖を伴いながら取り囲んでいるときなどに使われる表現です．

半月体は多くの疾患で病理学的なステージの決定や腎予後不良を予測する因子となっています．

IgA 腎症

IgA 腎症診療指針第 3 版[27]では細胞性半月体，線維細胞性半月体は急性病変として予後に関与する因子です．細胞性または線維細胞性半月体は短期的および中長期的透析導入のいずれとも有意な相関が示されています．一方，Oxford 分類では MEST スコアのいずれにも半月体は含まれておらず，予後不良因子とはされていませんでした[17]．しかし近年，Oxford 分類でも半月体の位置づけが変化しつつあります．MEST スコアに Crescent（半月体）の“C”を加えた MEST-C スコアが提唱されるようになりました[30]．全糸球体のうち，細胞性もしくは線維細胞性半月体が含まれる割合がゼロであれば C0，0～25％であれば C1，25％以上であれば C2 と定義づけられます．C1 に含まれる患者群は免疫抑制治療を行わなければ C0 群と比較し，有意な腎予後悪化を認め，内皮細胞増

殖（E1）に近い意味合いのものとなりました[31]．さらに，C2に分類された患者群は，免疫抑制治療を行ったとしても腎予後不良となるリスクが高いことが示されました[32]．

ANCA関連血管炎

ANCA関連血管炎の組織学的分類であるEUVAS分類[30]では全糸球体に占める全節性硬化と細胞性半月体の出現割合によって4つのクラスに分けられますが，50%以上の糸球体に細胞性半月体を有するcrescentic classは，focal classに次いで2番目に予後が良いとされています．おそらく半月体は急性の病変であるため，治療による可逆性が見込まれることが理由として考えられます[30]．

ループス腎炎

現在はISN/RPS分類が汎用されており，その中で細胞性・線維細胞性半月体はワイヤーループ病変などと並んで急性活動性病変の1つとして数えられます．この分類では，急性・慢性を問わず活動性病変を含む糸球体が全糸球体に占める割合が50%以上になるとclassがⅢ→Ⅳへ上がるため，それだけCrの倍化率も増加することが示されています．しかもこれが線維性半月体になれば，慢性病変という扱いになり，この割合が高い方が腎予後はさらに悪化することが合わせて示されています[21]．

紫斑病性腎炎（Henoch-Schönlein purpura nephritis：HSPN）

小児の紫斑病性腎炎における組織学的クラス分類は，国際小児腎臓研究グループ（International Study of Kidney Disease in Children：ISKDC）によって作られたISKDC分類が使用されています[31]．IgA腎症に類似したメサンギウム増殖性腎炎に加え，半月体を呈する糸球体の割合によってGradeが分けられます（Grade1の微小変化型とGrade6のMPGN型は別扱い）．中でも半月体が50%以上の糸球体に存在するGrade ⅣやⅤは21～61%の症例で腎不全や死亡のリスクがあり，小児のHSPNにおいて半月体の割合を細かくカウントすることは予後を予測するうえで大変重要です[31]．しかし，ISKDC分類自体，小児のHSPNに対して設けられた分類であり，成人例のHSPNの多変量解析での検討では腎予後悪化に直接関連する項目として，10%以上の糸球体で壊死が見られることがあげられましたが，“半月体の有無”は関連因子としては残りませんでした．同じHSPNでも成人と小児では半月体の扱いが少し異なるようです[32]．

巣状分節性糸球体硬化症（Focal Segmental Glomerulosicrelosis：FSGS）

FSGS のコロンビア分類[23]では，ボウマン嚢上皮細胞の増殖は半月体という表現ではなく，「巣状分節性の糸球体硬化・虚脱に伴った糸球体の外側での上皮細胞の増殖」と定義されます．この上皮細胞増殖と，分節性あるいは全節性の糸球体虚脱を呈する型を Collapsing バリアントとし，このタイプの FSGS は，近年報告された組織分類による予後の検討でも最も腎予後が悪い組織型です[25,26]．

まとめ：増殖細胞判別の重要性

この項では増殖性病変を有する糸球体で，内皮細胞，メサンギウム細胞，ボウマン嚢上皮細胞のいずれの細胞が増殖しているかの見分け方，そして，おのおのの細胞増殖が臨床的に示す意義について解説してきました．見分ける際のキーワードは，増殖細胞の「局在」と「基質産生の有無」でした．どの細胞が増えているかを判別できることは，診断だけでなく，さまざまな疾患において活動性や予後を規定する重要な因子となることが多いため，とても重要なことなのです．

【Reference】

❶ Barisoni L, Schnaper HW, Kopp JB. Advances in the biology and genetics of the podocytopathies: implications for diagnosis and therapy. Arch Pathol Lab Med. 2009; 133: 201-16.

❷ Nagata M, Horita S, Shu Y, et al. Phenotypic characteristics and cyclin-dependent kinase inhibitors repression in hyperplastic epithelial pathology in idiopathic focal segmental glomerulosclerosis. Lab Invest. 2000; 80: 869-80.

❸ Smeets B, Uhlig S, Fuss A, et al.Tracing the origin of glomerular extracapillary lesions from parietal epithelial cells. J Am Soc Nephrol. 2009; 20: 2604-15.

❹ Schlondorff D, Banas B. The mesangial cell revisited: no cell is an island. J Am Soc Nephrol. 2009; 20: 1179-87.

❺ Shankland SJ, Smeets B, Pippin JW, et al. The emergence of the glomerular parietal epithelial cell. Nat Rev Nephrol. 2014; 10: 158-73.

❻ Pavenstadt H, Kriz W, Kretzler M. Cell biology of the glomerular podocyte. Physiol Rev. 2003; 83: 253-307.

❼ Marshall CB. Rethinking glomerular basement membrane thickening in diabetic nephropathy: adaptive or pathogenic? Am J Physiol Renal Physiol. 2016; 311: F831-43.

❽ Satchell SC, Braet F. Glomerular endothelial cell fenestrations: an integral component of the glomerular filtration barrier. Am J Physiol Renal Physiol. 2009; 296: F947-56.

❾ Satchell S. The role of the glomerular endothelium in albumin handling. Nat Rev Nephrol. 2013; 9: 717-25.

❿ 長田道夫．分節性病変（管内増殖性病変，係蹄壊死）．病理と臨床．2010; 28: 198-9.

⓫ 田口尚中．光顕による糸球体病変の定義．病理と臨床．2011; 29: 1189-95.

⓬ Ohse T, Pippin JW, Chang AM, et al. The enigmatic parietal epithelial cell is finally getting noticed: a review. Kidney Int. 2009; 76: 1225-38.

⓭ Shimizu M, Kondo S, Urushihara M, et al. Role of integrin-linked kinase in epithelial-mesenchymal transition in crescent formation of experimental glomerulonephritis. Nephrol Dial Transplant. 2006; 21: 2380-90.

⓮ Fogo AB. Causes and pathogenesis of focal segmental glomerulosclerosis. Nat Rev Nephrol. 2015; 11: 76-87.

⓯ Nagata M. Podocyte injury and its consequences. Kidney Int. 2016; 89: 1221-30.

⓰ Ueno T, Kobayashi N, Nakayama M, et al. Aberrant Notch1-dependent effects on glomerular parietal epithelial cells promotes collapsing focal segmental glomerulosclerosis with progressive podocyte loss. Kidney Int. 2013; 83: 1065-75.

⓱ Roberts IS, Cook HT, Troyanov S, et al. The Oxford classification of IgA nephropathy: pathology definitions, correlations, and reproducibility. Kidney Int. 2009; 76: 546-56.

⓲ Lv J, Shi S, Xu D, et al. Evaluation of the Oxford Classification of IgA nephropathy: a systematic review and meta-analysis. Am J Kidney Dis. 2013; 62: 891-9.

⓳ Coppo R, Troyanov S, Bellur S, et al. Validation of the Oxford classification of IgA nephropathy in cohorts with different presentations and treatments. Kidney Int. 2014; 86: 828-36.

⓴ Weening JJ, D'Agati VD, Schwartz MM, et al. The classification of glomerulonephritis in systemic lupus erythematosus revisited. J Am Soc Nephrol. 2004; 15: 241-50.

㉑ Hiramatsu N, Kuroiwa T, Ikeuchi H, et al. Revised classification of lupus nephritis is valuable in predicting renal outcome with an indication of the proportion of glomeruli affected by chronic lesions. Rheumatology (Oxford,

England). 2008; 47: 702-7.
㉒ D'Agati VD, Fogo AB, Bruijn JA, et al. Pathologic classification of focal segmental glomerulosclerosis: a working proposal. Am J Kidney Dis. 2004; 43: 368-82.
㉓ D'Agati VD, Kaskel FJ, Falk RJ. Focal segmental glomerulosclerosis. N Engl J Med. 2011; 365: 2398-411.
㉔ Stokes MB, Valeri AM, Markowitz GS, et al. Cellular focal segmental glomerulosclerosis: Clinical and pathologic features. Kidney Int. 2006; 70: 1783-92.
㉕ Swarnalatha G, Ram R, Ismal KM, et al. Focal and segmental glomerulosclerosis: does prognosis vary with the variants? Saudi J Kidney Dis Transpl. 2015; 26: 173-81.
㉖ D'Agati VD, Alster JM, Jennette JC, et al. Association of histologic variants in FSGS clinical trial with presenting features and outcomes. Clin J Am Soc Nephrol. 2013; 8: 399-406.
㉗ 厚生労働省科学研究費補助金難治性疾患克服研究事業 進行性腎障害に関する調査研究班報告 IgA 分科会. IgA 腎症診療指針 -第 3 版-. 日本腎臓学会誌. 2011; 53: 123-35.
㉘ Tervaert TW, Mooyaart AL, Amann K, et al. Pathologic classification of diabetic nephropathy. J Am Soc Nephrol. 2010; 21: 556-63.
㉙ Mise K, Hoshino J, Ubara Y, et al. Renal prognosis a long time after renal biopsy on patients with diabetic nephropathy. Nephrol, Dial, Transplant. 2014; 29: 109-18.
㉚ Berden AE, Ferrario F, Hagen EC, et al. Histopathologic classification of ANCA-associated glomerulonephritis. J Am Soc Nephrol. 2010; 21: 1628-36.
㉛ J Charles Jennette VDDA, Jean L. Olson and Fred G. Silva. Alport's Syndrome, Thin Basement Membrane Nephropathy, Nail-Patella Syndrome, and Type III Collagen Glomerulopathy. Heptinstall's Pathology of the Kidney 6th edition. 2006: 487-516.
㉜ Pillebout E, Thervet E, Hill G, et al. Henoch-Schönlein Purpura in adults: outcome and prognostic factors. J Am Soc Nephrol. 2002; 13: 1271-8.

CHAPTER 2

基底膜病変の見方と考え方 —どの層の病変か？—

基底膜病変は細胞増殖と並んで糸球体疾患の中心的な所見のひとつであり，しばしば背景疾患の特異的病態を特徴的な形態で示してくれます．

まず，以下の３枚の写真を見てください 図 2-1．

図 2-1

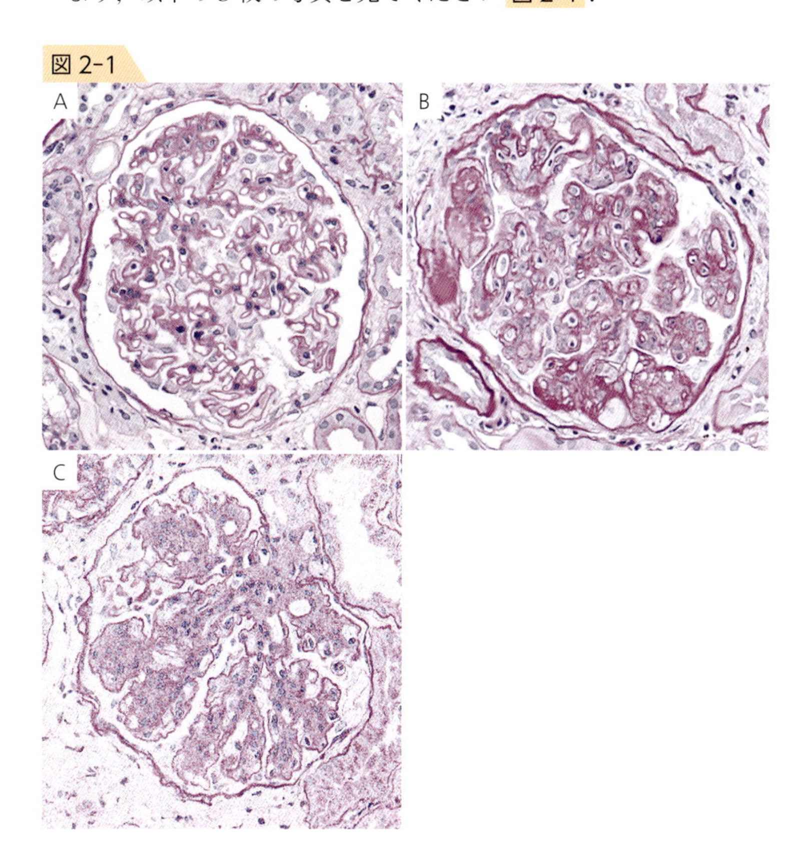

PAS 染色では，いずれの糸球体も基底膜が厚いように見えます．図 2-1 の B と C の糸球体は基底膜の肥厚に加え，B は管内増殖，C はメサンギウム細胞とメサンギウム基質の増殖をそれぞれ伴っているようです．しかし，基底膜に関して，PAS 染色では “3 つとも基底膜が厚そうである”，としか言えません．

基底膜の状態をより詳しく見るために，次に PAM 染色を見てスパイクや二重化など，基底膜肥厚の正体を見定めていくわけですが，本章では「なぜ PAM 染色でそう見えるのか？」について，病変の成り立ちから再考していきたいと思います．

まずは糸球体基底膜と濾過障壁（filtration barrier）の基本構造からおさらいしていきます．糸球体の重要な働きは血液の濾過機能です．糸球体の濾過障壁は赤血球やアルブミンなどの一定の分子量以上の蛋白などが尿腔に濾過されてしまわないよう，選択的なバリアの働きを担っています．濾過障壁は 3 つのパーツによって構成され，血管内腔側から，血管内皮細胞→基底膜→上皮細胞（ポドサイト）の順に連続して並んでいます．ちょうど血管内皮細胞とポドサイトで基底膜を挟むような構図です 図 2-2．

図 2-2

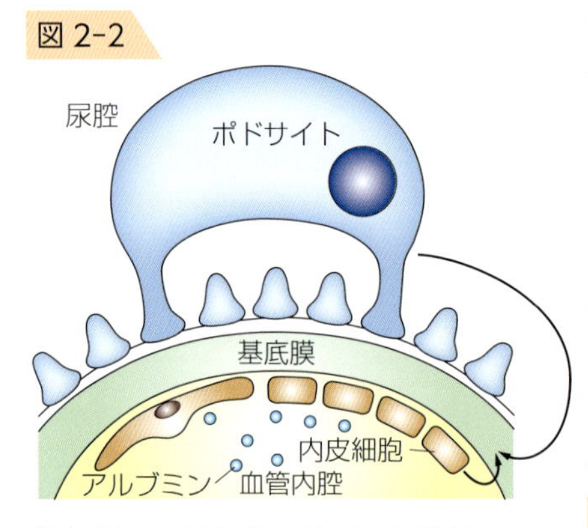

(Suh JH, et al. Nat Rev Nephrol. 2013; 9: 470-7[2]より改変)

図 2-3

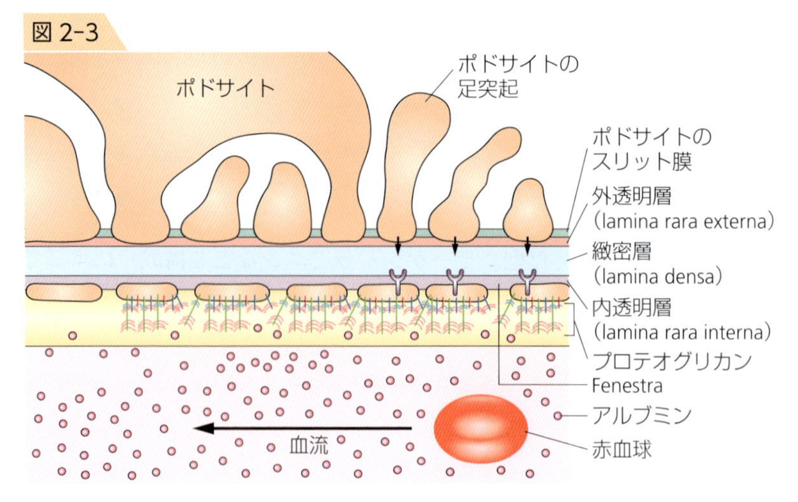

(Suh JH, et al. Nat Rev Nephrol. 2013; 9: 470-7[2]より改変)

JCOPY 498-22434

血管内皮細胞はfenestraといわれる窓があり 図2-3，そのサイズは60～100nmといわれています．この窓を通って物質は尿腔側に濾過されますが，例えばアルブミンなどはこの窓より小さなサイズなので容易に通り抜けられそうな気がします．しかし，そうはなりません．内皮細胞の血管側にはヘパラン酸プロテオグリカンをはじめとした陰性荷電を有する糖鎖が無数に存在しています．アルブミンもマイナスに帯電していますので，この張りめぐらされた糖鎖とマイナス荷電同士で反発しあってfenestraを通過できないようになっています．いわゆるチャージバリアです．

続いて基底膜です．基底膜はⅣ型コラーゲンやラミニン，アグリンといった線維が複雑に絡み合って立体的な網目を形成しています．これら網目の隙間はおよそ5～7nmとされており，内皮細胞のfenestraと比較してずいぶんと狭くなっています．陰性荷電を持たない小分子蛋白や，運よくfenestraを通過できたアルブミンもここでトラップされて尿腔には出ていかないにようになっています．これがサイズバリアの第一関門です．

続いて，濾過障壁の最も尿腔側にはポドサイトが存在します．この細胞は無数の足突起とよばれる構造をもち，この足突起と隣のポドサイトの足突起はジッパーのように互い違いに交差し，糸球体全体を外側から覆っています．そしてこの足突起と足突起の間にはスリット膜といわれるきわめて精巧な膜構造があります．スリット膜を構成する蛋白はこれまでに多数見つかっており，代表的なものとしてネフリンやポドシンなどがあります．水分子や電解質などを通すため，このスリット膜にも穴が開いていますが，その直径はおよそ4nm以下とされており，もっとも狭いサイズバリアとなっています．したがって，アルブミンをはじめとした血液中の重要な蛋白質などは濾過障壁の3つの関門を抜けなくてはならず，簡単には尿中に漏出しないしくみとなっています．

約60kDa以上の分子量の蛋白は，いわゆるサイズバリアといわれるスリット膜やlamina densa（主としてⅣ型コラーゲンやラミニンなどで構成）によって物理的に通過が制御されています．

図 2-4

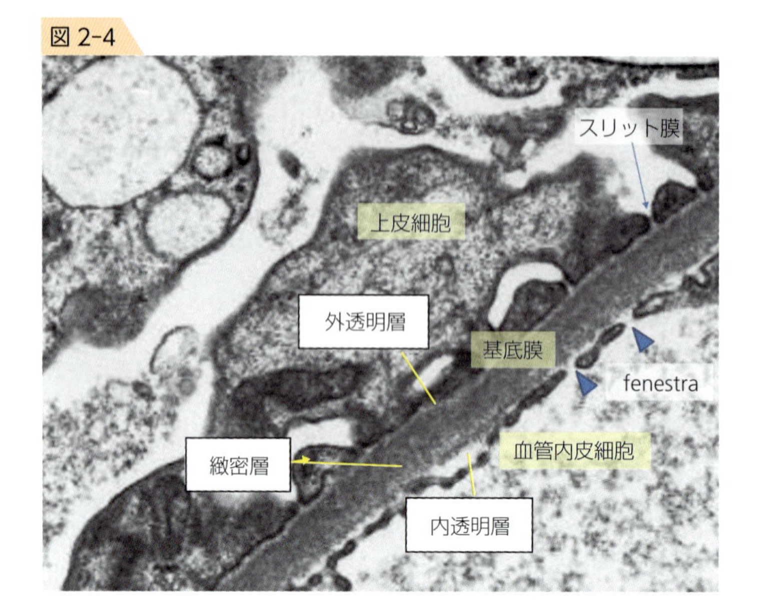

電子顕微鏡で見ると 図 2-4，内皮細胞のすぐ下の白くて薄い層が内透明層，基底膜の真ん中の厚い高電子密度の部分が緻密層，上皮細胞のすぐ下の白くて薄い層が外透明層になります．

さらに，外側透明層（lamina rara extema）と内側透明層（lamina rara interna）に存在し陰性荷電をもつヘパラン硫酸プロテオグリカンやアグリンによるチャージバリアもあわせて2つのバリア機構によって蛋白や赤血球などは尿腔への漏出を防がれています[1,2]．このように，糸球体基底膜は血管内皮細胞，糸球体上皮細胞（ポドサイト）と3つ組みで濾過障壁（filtration barrier）という重要な機能を担い，同時にこの3者は密接なつながりを持っています[3,4]．基底膜自体は細胞ではありませんが，内皮細胞や上皮細胞が2つの細胞間にお互いに産生した基質の集まりです[2]．したがって，内皮細胞やポドサイトどちらに障害が生じても，基底膜の維持に関わる物質の産生が低下するため，二次的に基底膜も障害を受け物質透過性が亢進してしまう事態が起こります．

基底膜病変を見るときのポイント

それでは，いよいよ基底膜病変の見方について進めていきます．基底膜病変を見るときのポイントは「**基底膜の三層構造のどのコンパートメントに異常が起こっているのか？**」を考えることです．

先述のように，基底膜は三層構造を有しており，異常が起こりうる部位としても同様に3か所があります．

病変の局在を表す用語としては，

①上皮下（糸球体上皮細胞と外側透明層の隙間）→上皮下病変

②基底膜内（緻密層 lamina densa の中）→膜内病変

③内皮下（内皮細胞と内側透明層の隙間）→内皮下病変

の3つです．

このように，基底膜病変の本質的な局在は電子顕微鏡でやっとわかるレベルの変化ですが，どのコンパートメントに病変があるかで，光顕での組織像が大きく異なってきます．逆の言い方をすれば，光顕像から基底膜病変の具体的な局在が推測できるのです．

1. 上皮下病変

まずは上皮下の病変から見ていきます 図 2-5.

図 2-5 基底膜病変が起こりうる部位としては 3 つある

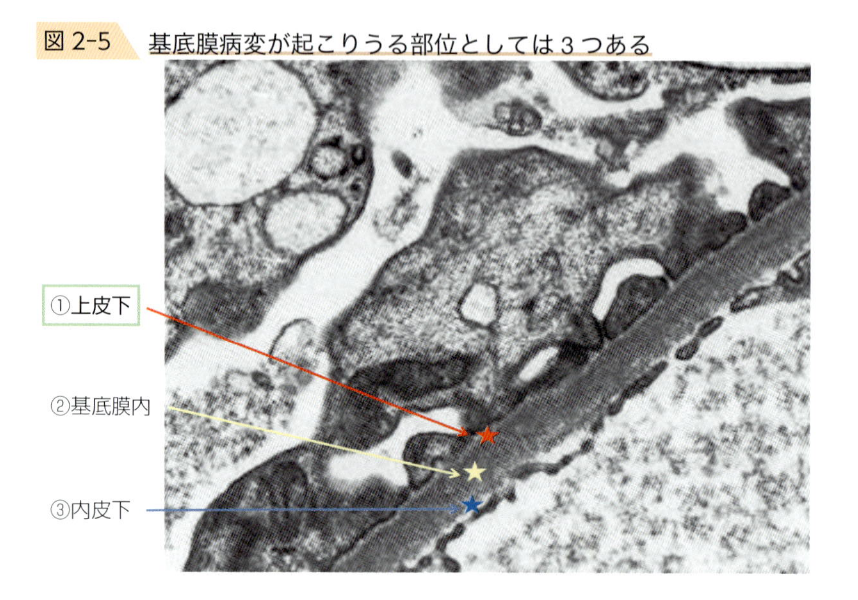

上皮下に起こる病変としては，ほとんどの場合免疫複合体などの沈着性病変です．原発性膜性腎症，ループス腎炎（ISN/RPS 分類 Class V），MPGN type Ⅲ（Burkholder 型）などでの免疫複合体沈着が典型ですが，腎アミロイドーシスでのアミロイド線維の上皮下沈着も上皮下病変です．共通して言えることは，こうした上皮下沈着物に対して基底膜は反応性に肥厚し，膜内へと取り込み，被包化して消化しようとします．沈着に対するこの“反応性の肥厚”と，“沈着物の消化・不消化を含めた変化”こそが光顕での点刻像やスパイク，スピクラ，二重化といった基底膜病変の本態です．

A. 上皮下沈着の時間的経過（スパイクから二重化へ）

スパイクは上皮下病変によって起こる光顕所見の代表格です．スパイクは，上皮下に沈着した免疫複合体に対する基底膜の反応性肥厚そのものを見ています．スパイクの成り立ちと基底膜の変化を理解するには膜性腎症の電顕分類である Ehrenreich-Churg の分類[5]の構造変化を光顕に投影して考えるとわかりやすいです 図 2-6．

図 2-6 Ehrenreich-Churg classification

[Stage Ⅰ]
沈着は上皮下に散在
基底膜肥厚なし

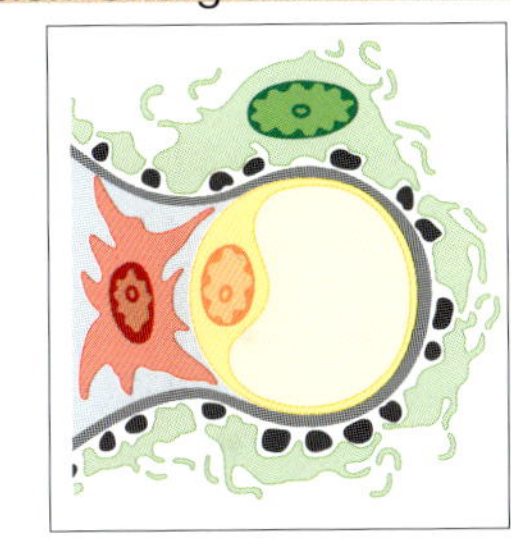

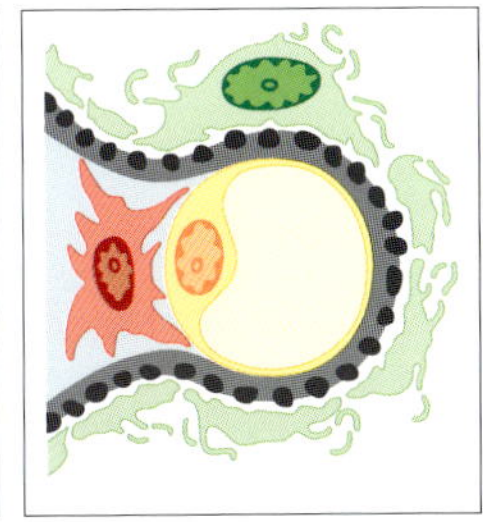

[Stage Ⅱ]
沈着の増大・増加
基底膜肥厚あり

[Stage Ⅲ]
沈着は基底膜内に陥入
Lucent な沈着も出現

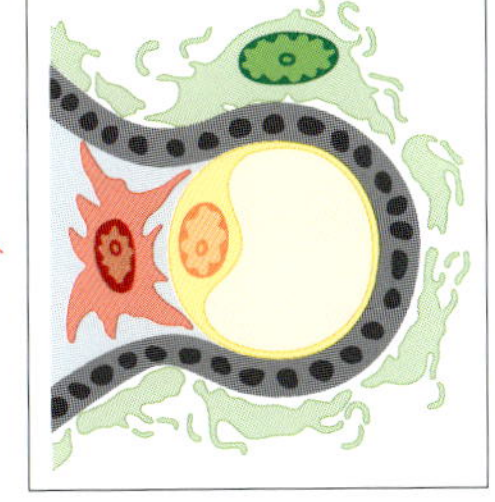

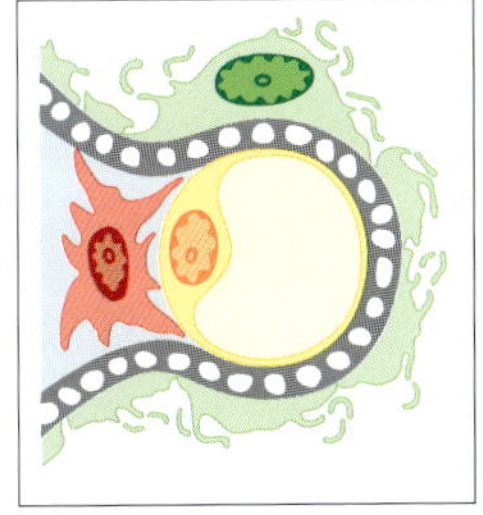

[Stage Ⅳ]
Lucent な沈着が主体
基底膜の構造破壊

(Ehrenreich T, et al. Treatment of idiopathic membranous nephropathy. N Engl J Med. 1976; 295: 741-6[5]より引用・改変)

では，各 Stage にどのような所見が加わると Stage が 1 ランク上がり，それに伴って光顕上ではどのような変化をもたらすのかを見ていきます．

Stage I（沈着は上皮下のみに限局） 図 2-7

沈着は上皮下のみに限局しており，基底膜の反応性肥厚は見られません（A, A′：電顕写真）．つまり Stage I ではスパイクは生じないのが特徴です．このとき，光顕で確認できる所見としては，PAM 染色で基底膜が係蹄の接線方向に厚く切れた部分に白く抜けた部分があり（B, B′：PAM 染色写真），点刻像（bubbling appearance）と表現されます．免疫複合体沈着は基質ではないため，PAM 染色では黒く染まらず，Stage I の膜性腎症を光顕で診断するのはしばしば困難です．PAM 染色で基底膜が厚く切れた部分に点刻像がないか，しっかり目を凝らして探すことが大切です．ちなみに，この時期であっても IF での IgG 沈着ははっきりと陽性になるため，Stage I の膜性腎症は光顕でわからなくても，IF で診断がつくことがあります．

図 2-7

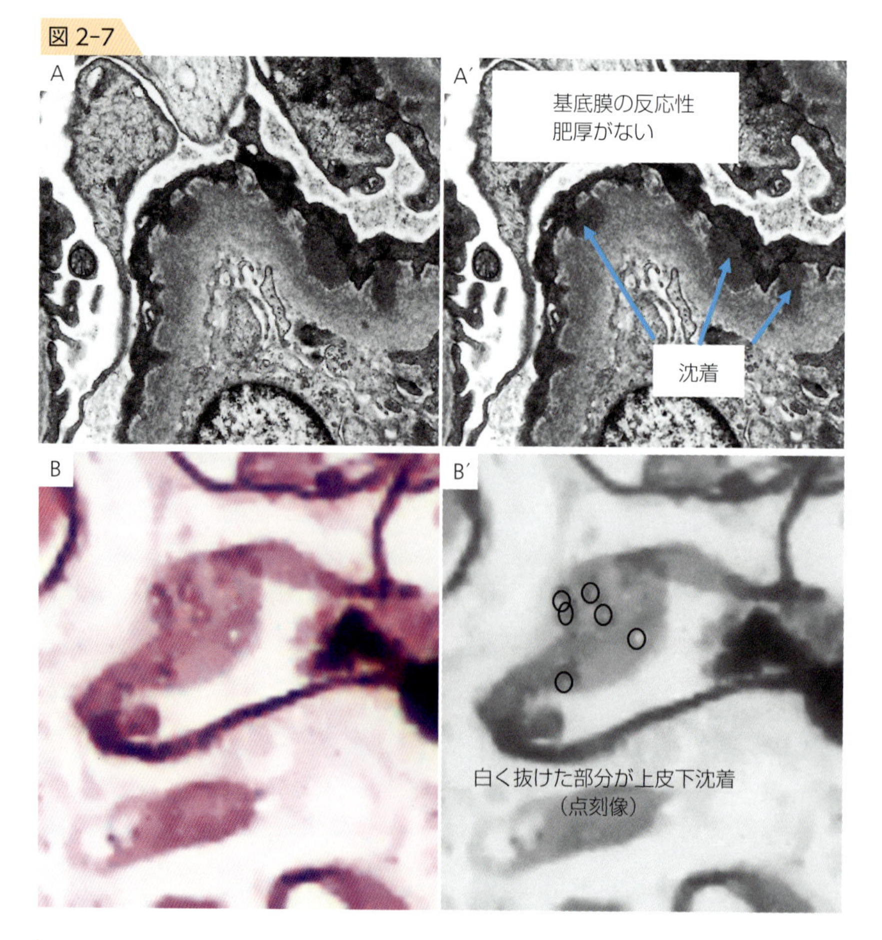

Stage Ⅱ（基底膜の反応性肥厚が出現）図 2-8

上皮下の沈着物に対し反応性に肥厚した基底膜の成分（Ⅳ型コラーゲン）などが沈着の隙間に伸長するように上皮細胞方向に肥厚していきます（A，A′：電顕写真）．PAM 染色では基底膜構成成分であるⅣ型コラーゲンなどの基質が黒く染まります．つまり，肥厚した基底膜部分だけが黒く染色され，沈着物自体は染色されないので，結果的に沈着と沈着の間で伸長した基底膜がスパイクとして見えます（B，B′：PAM 染色写真）．この反応性基底膜肥厚の有無が Stage Ⅰ とⅡを分ける重要な所見です．

図 2-8

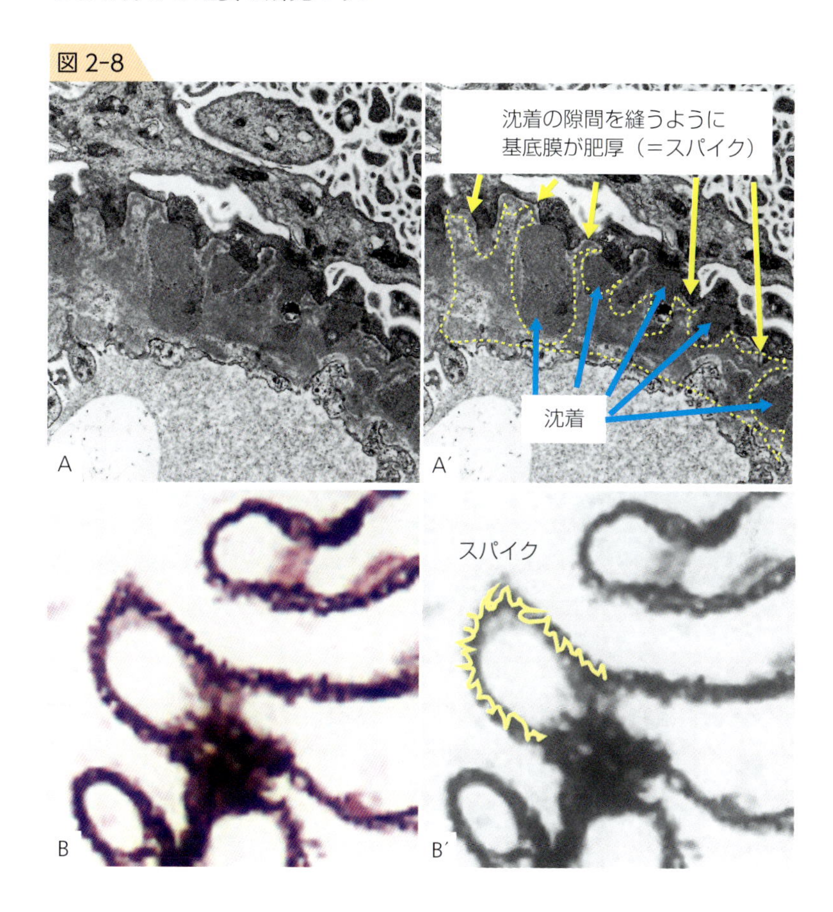

✔Stage Ⅲ（沈着が膜内にシフト）図 2-9

続いて，反応性に肥厚した基底膜は沈着物を包み込むようになります．ちょうどスパイクの頭がつながるようなイメージです．基底膜内に取り込まれた上皮下沈着は時間の経過とともに消化されていき，電顕では lucent（光電子密度が疎）になっていきます（A，A′：電顕写真）．基底膜内に沈着が取り込まれ疎になっていく変化を wash out と呼びます．この Stage では，基底膜は沈着を包み込むようにさらに肥厚しますが，沈着が消化された疎な部分が出現するため PAM 染色では鎖状の二重化像となります（B，B′：PAM 染色写真）．沈着に対して反応性に基底膜が肥厚し（スパイク），さらに沈着が膜内へシフトして消化され，ここで沈着の主座が上皮下から膜内にシフトするため，これに伴って光顕像ではスパイクから二重化へと変化します．これが Stage Ⅲの特徴的所見です．

図 2-9

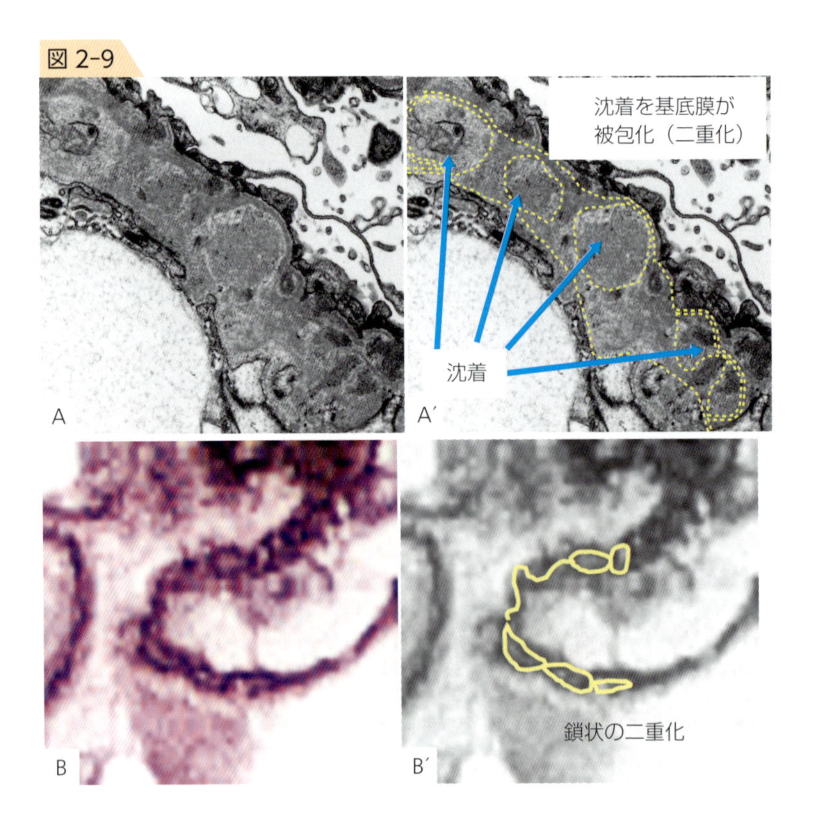

Stage Ⅳ（基底膜の基本構造の崩壊） 図 2-10

Stage Ⅳでは，膜内に取り込まれた沈着が消化され，lucent（疎）になった基底膜と，沈着が残る基底膜とが混在します（A，A′：電顕写真）．ここに至っては基底膜の三層構造は完全に破壊され，沈着の消化が進んだ基底膜は不整な構造変化を残しつつ，基底膜は荒廃して肥厚していた部分がなくなるため，基底膜はStageⅡやⅢに比べむしろ薄くなる部分も出てきます（B，B′：PAM染色写真）．その度合いによって，光顕では不規則な肥厚や菲薄化，二重化といったさまざまな所見が見られます．Lamina densaの部分も疎になっている部分（＝もともと基質であったところが基質でなくなっている部分）も多いため，PAM染色では基底膜の染色性が薄くなっています．

図 2-10

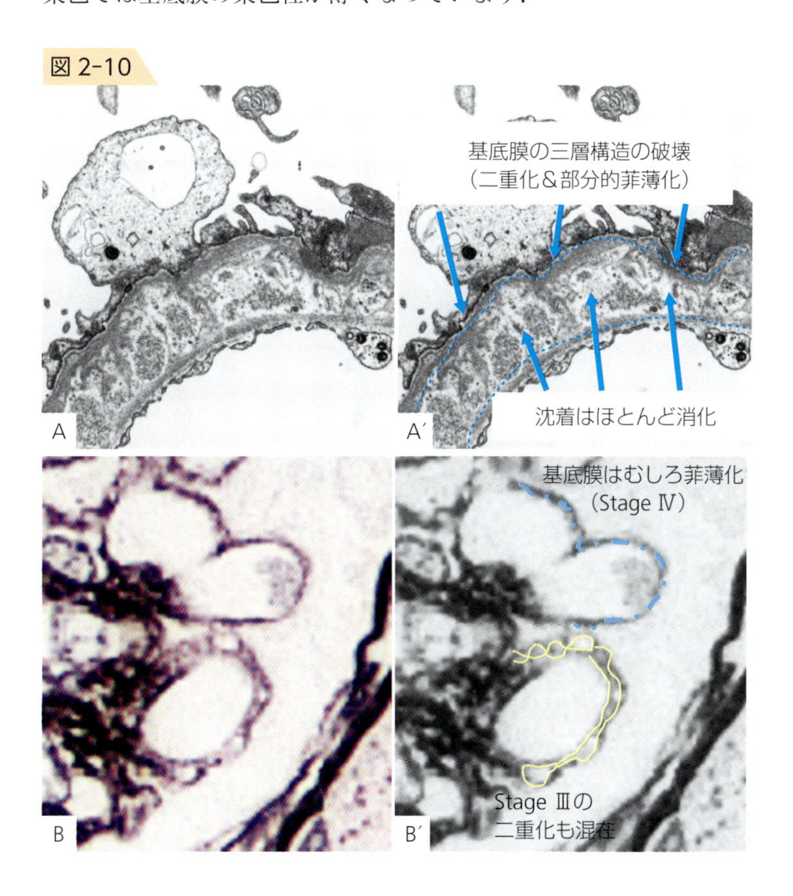

実際の膜性腎症の病理標本を見てみるとさまざまなStageの病変が混在していることも多く，光顕で得られた糸球体の中で最も進んだStageの所見を探すことで，電顕の結果が返ってくる前にある程度のStage予測ができます．こうして見てくると，膜性腎症における上皮下沈着は，病初期では文字通り上皮下のみの病変として存在し（Stage Ⅰ），続いて基底膜の反応性肥厚を惹起してスパイクを形成させます（Stage Ⅱ）が，病期が進んでくると膜内に取り込まれ膜内病変として性質を変え，光顕では二重化（Stage Ⅲ）を示すようになります．つまり，Stage Ⅱ→Ⅲに移行する段階で，**沈着が存在するコンパートメントが上皮下から膜内へシフトし，それに伴って光顕像も変化**することがわかります．上皮下沈着を起点としたこの一連の変化は，膜型Lupus（ISN/RPS Class Ⅴ），MPGN type Ⅲ（Burkholder型）などの上皮化沈着をきたす疾患で共通の変化であり，病変の経時的連続性を示しています．

B. 上皮下沈着とハンプ（hump）はどう違う？

上皮下沈着の形で，もう1つ有名なのがハンプ（hump）です．教科書的には溶連菌感染後糸球体腎炎（poststreptococcal acute glomerulo nephritis: PSAGN）などに特徴的な電顕所見として，散在性に認められる孤立した大型の上皮下沈着物として認知されています．免疫電子顕微鏡による検討により，このhump内にはIgG，C3とSpeBが証明されており[7]，膜性腎症などの上皮下沈着物と同様に，免疫複合体によって形成されると考えられられています．PSAGNの重症例ではhumpの数が多い傾向があり，また，大型で密に連続性に存在するものはatypical humpと呼ばれ（garland型），腎予後不良の所見とされています[8]．同じ上皮下沈着でも，膜性腎症などの上皮化沈着との違いは何でしょうか？

膜性腎症の上皮下沈着と比較し，humpは大きさこそ巨大ではありますが上皮下沈着物であることに変わりありません 図2-11 ．しかし，humpに対し基底膜が反応性に肥厚し，内包化するといった膜性変化に移行しないという特徴があります（それゆえPSAGNでは電顕やIFでどれだけhumpが見られても光顕でスパイクが見えないのです）．

図 2-11

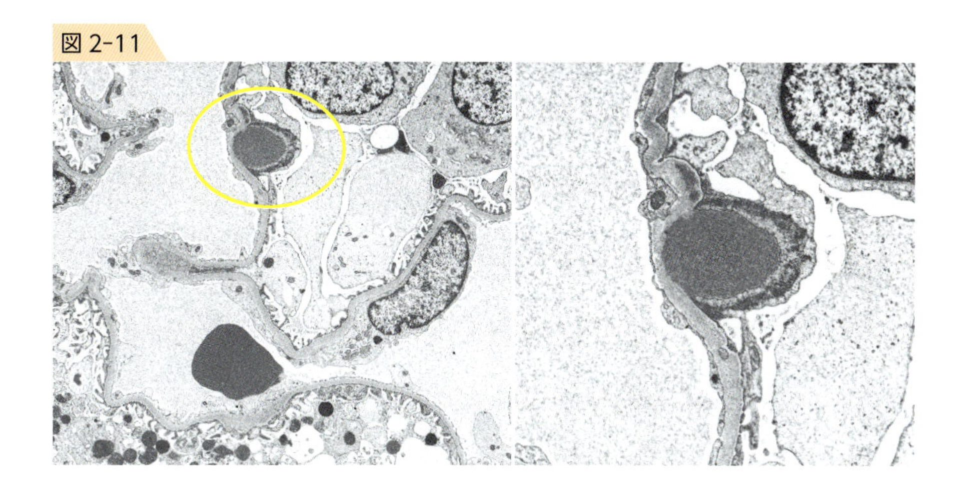

これだけ大きな上皮化沈着にもかかわらず，電顕で見ても基底膜の反応性肥厚や被包化がみられないのが特徴です．

C. スピクラ（spicula）とスパイク（spike）は何が違う？

スピクラは腎アミロイドーシスに特徴的な所見で，糸球体上皮下へのアミロイド沈着の結果として起こります．スパイクもスピクラも上皮下への物質の沈着に対する反応性変化ですし，光顕の PAM 染色で見ても基底膜の尿腔方向への不整な突出性変化として認識されますが，両者の違いは何でしょうか．一言で表すならば，**沈着物が“溶ける”か“溶けない”かの違いです**．先述の通り，スパイクは上皮下への免疫複合体沈着に対する基底膜の反応性肥厚であるという説明をしました．スパイクの場合，病期が進んでいくと沈着物は肥厚した基底膜に取り込まれ，消化され，その部分は疎になり光顕では二重化という形に変化します．一方，アミロイド線維は糸球体基底膜の一部分で上皮下や膜内を尿腔方向に向かって継続的に伸長しながら沈着していきます．基底膜は，その一部に局所的に，かつ尿腔に向かって垂直方向に蓄積・伸長したアミロイド線維を縁取りするように新生します．しかし，スパイクにおける免疫複合体と違ってアミロイド線維は非常に難溶性であるため，アミロイドは次から次に重ねて伸長していき，それに合わせて基底膜はそれらを取り込むべくさらにランダムに沈着を縁取りし続けていきます．したがって，スピクラでみられる尿腔方向への突出性変化はスパイクに比べしばしば丈が長くなります．沈着物の“溶けにくさ”がスパイクとスピクラの違いを生み出しているのです 図 2-12．

JCOPY 498-22434

図 2-12

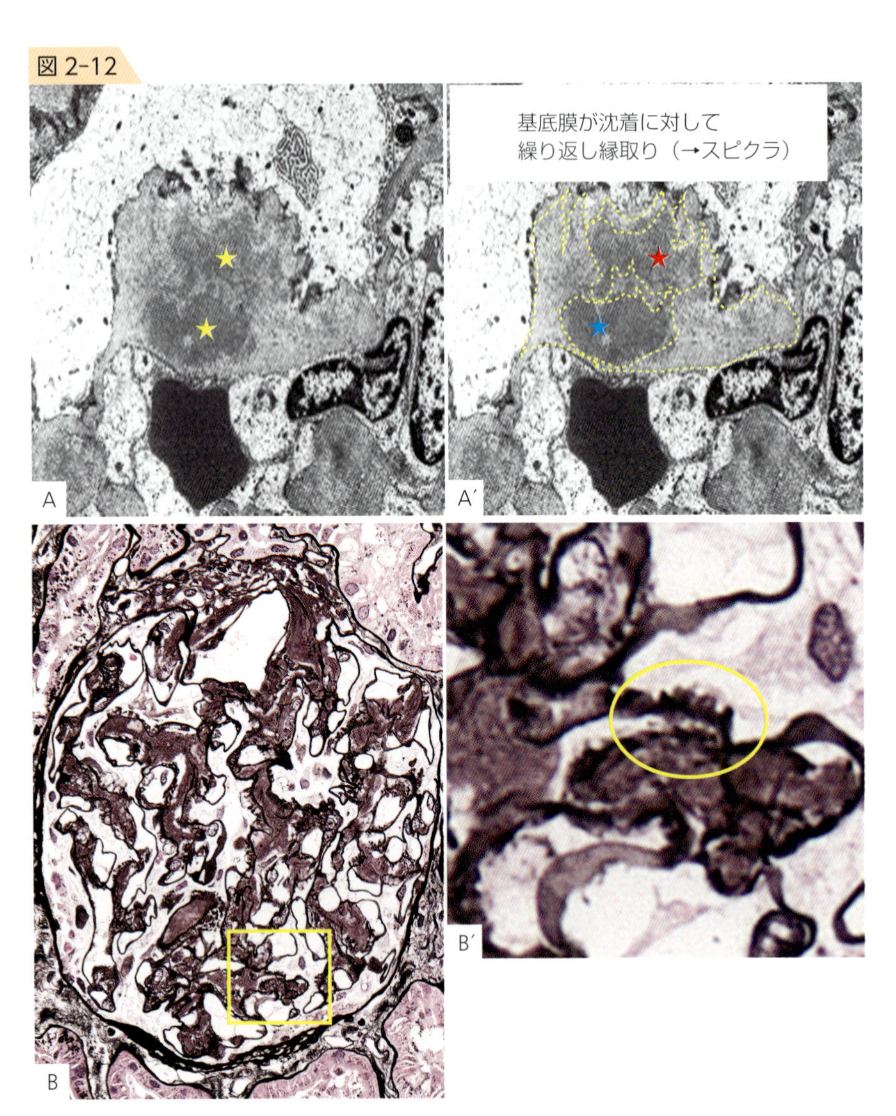

A： 電顕写真では高電子密度のアミロイド沈着（☆）が上皮下および膜内に確認されます.

A′：まず，★の沈着に対し，基底膜は反応性に伸長しながら縁取りし，沈着を被包化して消化しようとします（黄色い点線部分）．しかし，沈着の主成分であるアミロイド線維は蛋白溶解酵素に対して非常に安定で難溶性であるため，消化できません．そうしているうちに，新しいアミロイド沈着（★）が上書きするように沈着し，さらに基底膜はそれを被包化して消化すべく縁取りを繰り返します.

B： 上記のプロセス繰り返しによって，基底膜はランダムに伸長していき，光顕のPAM染色で糸球体係蹄の一部（四角部分）に限局性にブラシの刷毛のような所見（B′）が見られるようになります．これが光顕で確認できるスピクラなのです.

2. 基底膜内病変

続いて，②基底膜内の変化をみていきます．

膜内病変の主座は緻密層（lamina densa）で，三層構造で最も厚い部分です 図 2-13．代表的な膜内病変として，膜性腎症・ループス腎炎などでの膜内沈着や，lamina densa 全体に免疫複合体沈着が起こる C3 腎症や dense deposit disease（DDD）などがあげられます．

図 2-13 基底膜病変が起こりうる部位としては 3 つある

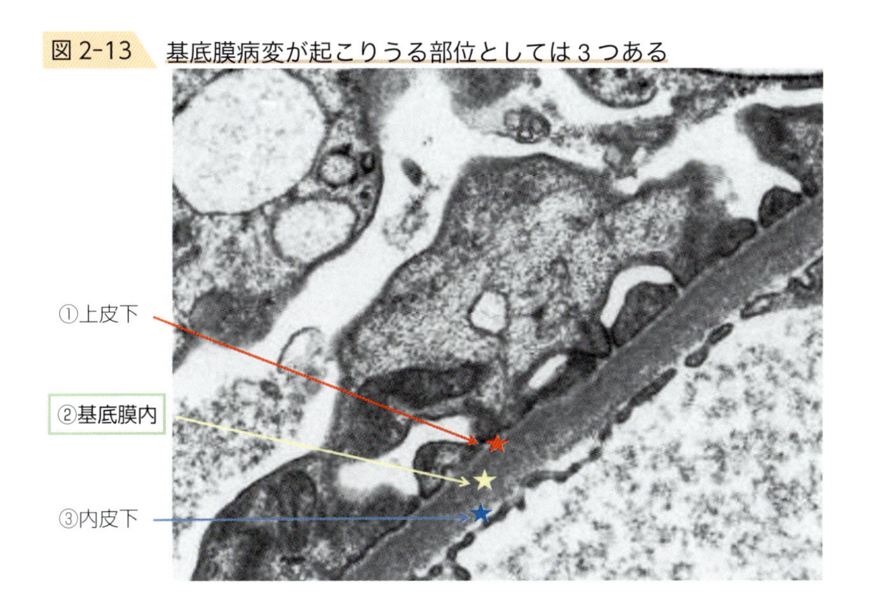

A. 膜内沈着その 1

代表的なものとして，膜性腎症やループス腎炎，膜性増殖性糸球体腎炎（MPGN）Ⅲ型（Burkholder 型）などでの上皮下沈着が膜内へ移行したものがそれにあたります．この膜内沈着は上皮下沈着にはじまり基底膜の反応性肥厚（スパイク）や被包化・消化を経て，lamina densa が虫食い状に病変が進むため，PAM 染色で抜けた部分が光顕上で鎖状に二重化に見えます 図 2-14．これは基底膜病変の項の膜内病変のところで詳しく述べました．

図 2-14　82 歳女性　MPGN type III

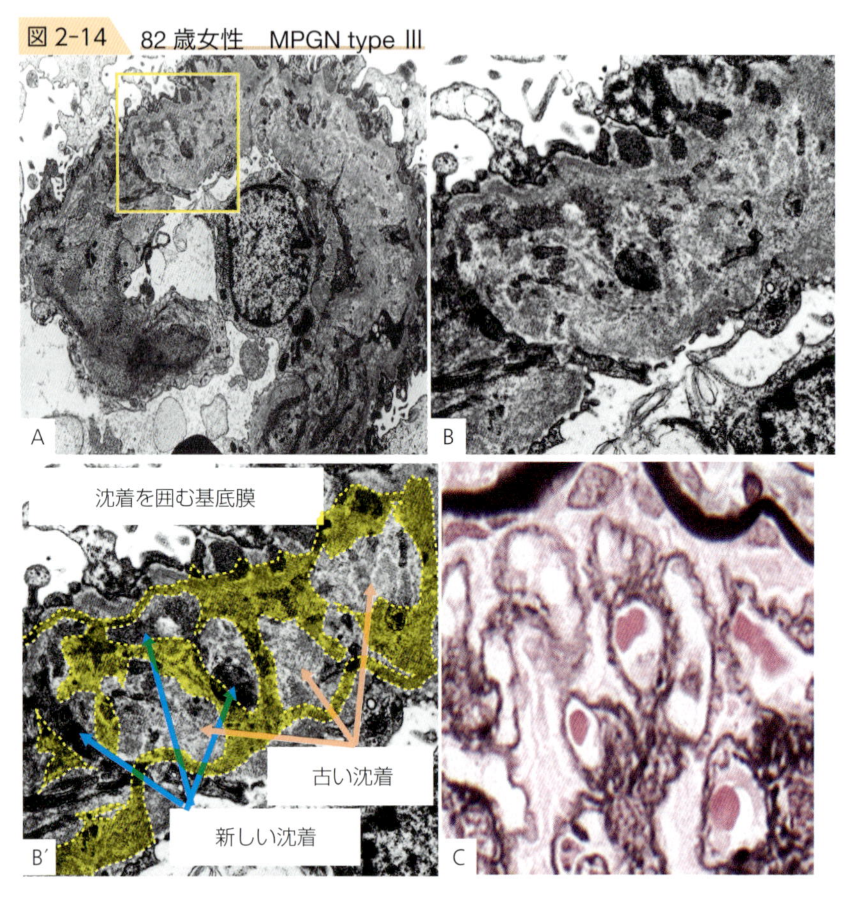

MPGN type I と異なり，typeⅢは上皮化沈着がその特徴ですが，上皮下にはじまった沈着は膜内に取り込まれ，やがて消化されて lucent（疎）になります．この一連の経過が光顕所見にどのような変化をもたらすかを見ていきます．

A：上皮下沈着に対し基底膜は著明に肥厚し上皮下沈着のほとんどは膜内に移行しています．基底膜内に取り込まれた沈着はまだら模様に白っぽく lucent（疎）になっています．

B：A の黄色囲み部分の拡大図です．基底膜内の沈着には電子密度が高い新しい（濃い）ものと，沈着してから時間がたった lucent（疎）なものが混在しています．

B′：これら新旧の沈着を包むように伸長していた基底膜の頂点がつながり，沈着は被包化されています（黄色い点線部分）．

C：不規則に肥厚して沈着を被包化した基底膜は，光顕の PAM 染色にて“鎖状の二重化”として確認することができます．

JCOPY 498-22434

B. 膜内沈着その２

Lamina densa に全範にわたり免疫複合体が沈着し構造変化をきたす dense deposit disease（DDD）では，lamina densa の主成分である collagen Ⅳなどが PAM 陰性の免疫複合体で PAM 陰性の免疫複合体沈着によって置き換えられながら病変が進行します 図 2-15．

図 2-15　25 歳女性　Dense deposit disease

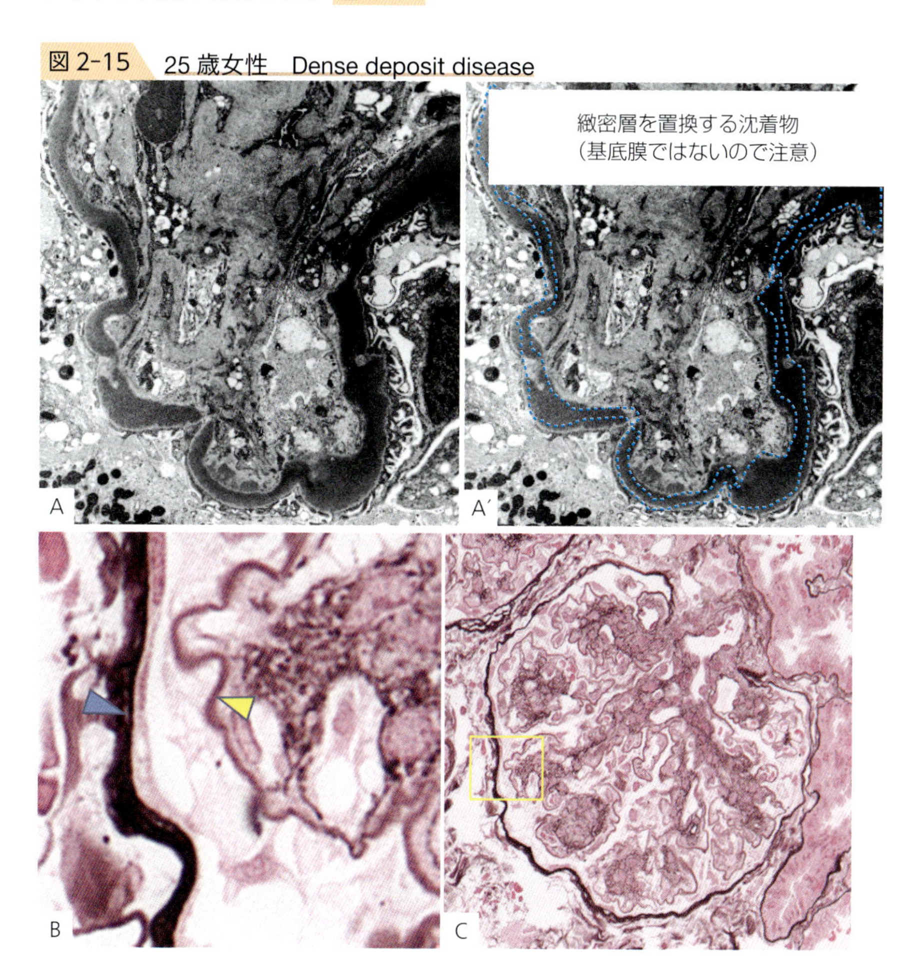

2

基底膜病変の見方と考え方

A：電顕で見ると，基底膜の中でも最も厚い緻密層が膜内沈着によって置換され，同部位がリボン状にオスミウム強陽性となります[10].

A′：ここで注意しなくてはいけないのが，先程電顕で見られたオスミウム強陽性の物質（青点線の部分）は沈着物質であるということ，つまり**基質ではない（基底膜ではない）**ということです．したがって，この部分は光顕でPAM染色の染色性が低下するということが予想されます．

B：本患者さんのPAM染色の拡大図です．ボウマンの基底膜（青矢印）と色調を比較してみると，明らかに糸球体基底膜（黄矢印）の方が薄いことがわかります．糸球体基底膜とボウマン嚢基底膜でPAM染色のメセナミン銀錯体に対する染色性が異なることを意味しています．

C：糸球体全体で見てみると，糸球体基底膜の染色性が全体にわたって低下する（うすくなる）という特徴的な所見を呈します．PAMに染まらないⅣ型コラーゲン以外の物質（沈着）が基底膜の緻密層を占拠して置換しているということが光顕からもわかります．

C. 基底膜そのものの構造変化

つづいて，lamina densa などの基底膜を構成する遺伝子の異常によって，基底膜の構造が変化してしまう疾患として Alport 症候群や Pierson 症候群があります[2] 図 2-16．

図 2-16

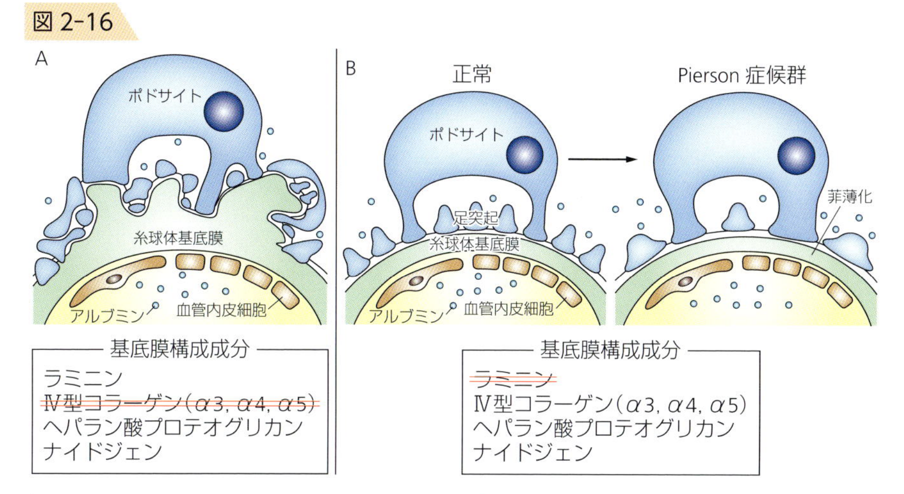

(Suh JH, et al. Nat Rev Nephrol. 2013；9：470-7[2]より改変)

A： Alport 症候群のシェーマです．基底膜の構成成分である Type Ⅳコラーゲンのα鎖のうち，α3，4，5 のいずれかの規定遺伝子の異常によって起こります[6]，異常が起こるα鎖の種類によって，遺伝形式も異なります．Type Ⅳコラーゲンα3，4，5 のいずれかの産生異常により，基底膜の三層構造自体がきちんと作られません．それを補おうと，α1 やα2 鎖が反応性に産生が増加し，不規則に沈着します．その結果，かえって構造が保てなくなり，基底膜がちぎれたり，不規則に薄くなったり肥厚したりと膜のフレーム自体がランダムになってしまい，したがって基底膜の厚さもバラバラになります．また，濾過障壁としての機能も低下し，物質透過性が高まってしまうため，赤血球をはじめとしたサイズの大きなものまで尿中に漏出してしまいます[2]．

B： Pierson 症候群のシェーマです．Pierson 症候群は基底膜構成成分の Laminin を規定する遺伝子（Lamb2）の異常で Laminin 産生異常が起こります[10,11]．Alport 症候群と違い，基底膜の構造異常は目立ちませんが，主要な構成成分の Laminin が全く含まれていません．その結果，基底膜は非常に薄くなり，生後より重度のネフローゼを呈し，症例の多くは若年で末期腎不全に至ります．

では，実際の症例を見ていきます 図 2-17 .

図 2-17　26 歳男性　常染色体優性 Alport 症候群

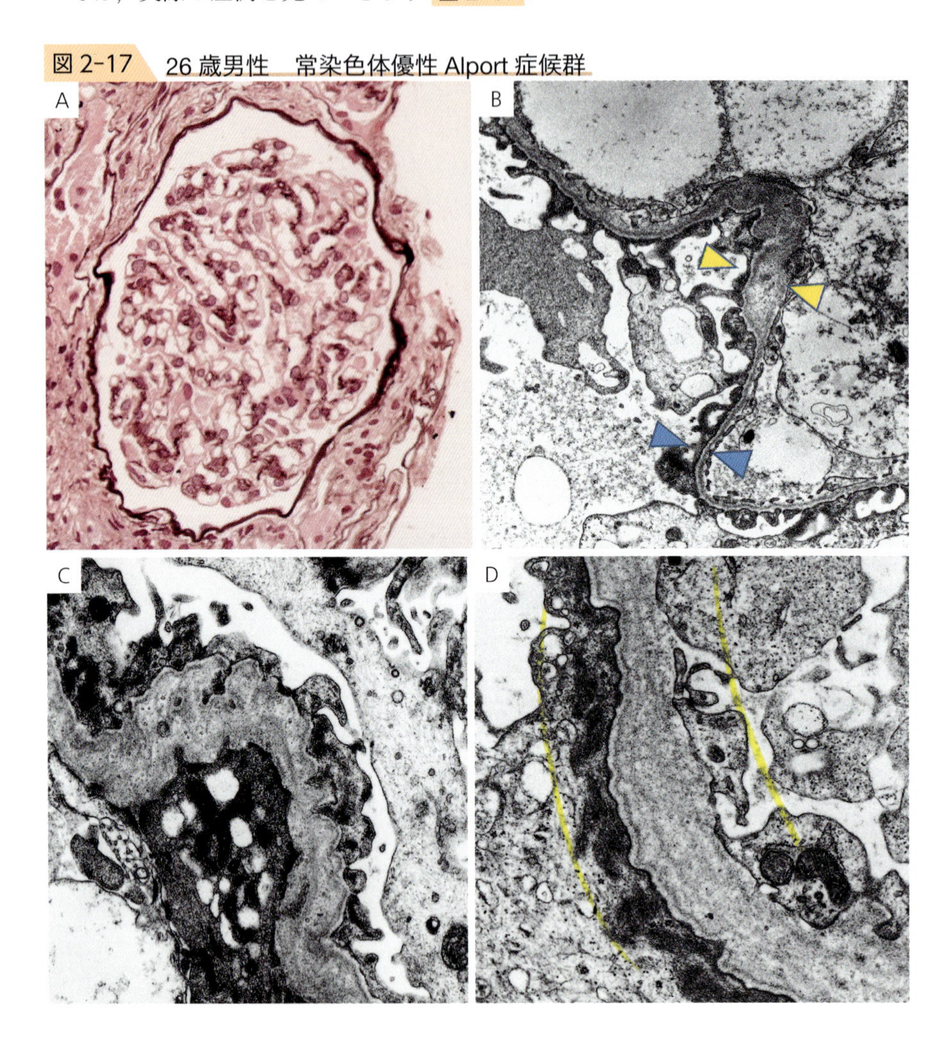

Alport 症候群はわれわれ腎臓医が時々経験する疾患です．男性の場合は常染色体優性のことがほとんどで，先天性の難聴や円錐角膜など，腎外合併症も多いことが特徴です．

A：光顕では，PAM 染色で基底膜の染色性がやや薄いか，といった印象ですが，スパイクや点刻像，二重化などはもちろん見られず，minor glomerular abnormality ということになります．

B：電子顕微鏡で見てみると，基底膜が不自然に厚いところ（黄矢印）と，逆に非常に薄いところ（青矢印）があり，膜の厚さが一定ではないという異常がまずわかります．このことは基底膜の最も厚い部分である lamina densa の構成要素がきちんと産生されていないことに起因しています．

C：拡大してみると，基底膜の三層構造は完全に崩れており，基底膜の中に疎な部分が入り乱れています．また，このわずかな間隔でも基底膜の厚さがバラバラであることもわかります．基底膜の厚さは電顕写真の lamina densa の部分で計測し，300～350nm を厚さの正常範囲としています（250nm 以下は“基底膜の菲薄あり”とされます）．

D：さらに拡大してみると，電子密度の疎な部分と密な部分が交互に重なって層をなすような部分も見られます．これは Alport 症候群に特徴的な lamination（多層化）と言われる所見です．

コラム 1　Alport 症候群と菲薄基底膜病をどう見分けるか？

基底膜の形成異常を起こす遺伝性疾患の中でも，Alport 症候群と菲薄基底膜病は類縁疾患として重要な位置づけにありますが，しばしば両者の鑑別は難しい時があります．

遺伝子において，糸球体基底膜の主な構成成分であるⅣ型コラーゲンの α3，4，5 鎖の遺伝子変異が特定されています．α5 遺伝子は X 染色体上にあり，α3，4 は常染色体上にあるため，それぞれの遺伝形式が異なります．近年 Alport と TBMD を鑑別するための recommendation が発表され，家族歴と遺伝子変異によって大筋の鑑別はできるようにはなりました（J Am Soc Nephrol. 2013；24：364-75）．一般的には，Alport 症候群の多くが伴性遺伝（α5 の変異）であることから男性で症状が重症化しやすいとされています．先程，「大筋の」といったのは，典型的なパターンに当てはまらない症例が存在するからです．従来より重症型が多いとされてきた男性の X-linked Alport 症候群でも，半数の症例で免疫蛍光染色で糸球体基底膜の α5 が完全には欠損せず，難聴やその他腎外病変をきたしにくい mild 型の X-linked も存在することがデータとして示され，遺伝形式が表現型を規定するという枠にはまらない症例も多くあることがわかってきました．

菲薄基底膜病はⅣ型コラーゲン α3，4 のうちいずれかがヘテロ接合変異をきたすことが前提で，基底膜の菲薄化は見られるものの臨床的には尿潜血のみで腎不全にまで至るケースは少ないとされ，比較的予後良好な疾患であると認識されてきました．しかし，菲薄基底膜病の患者さんの中には巣状糸球体硬化症を呈し，進行性の腎障害から末期腎不全に至るケースもあります．では，通常の菲薄基底膜病と進行性の菲薄基底膜病の違いは組織学的に見分けられるのでしょうか？現時点では明確な答えはありません．菲薄基底膜病は collagen Ⅳα3 もしくは α4 鎖のいずれか一方の遺伝子変異が原因とされています．どちらに変異があっても基底膜の菲薄化をきたすのですが，進行性の菲薄基底膜病の場合，collagen Ⅳ α3，4 の G1334E や G871C に変異がある症例は高率に FSGS をきたすことも示されており（J Am Soc Nephrol. 2007；18：3004-16），この場合腎予後が不良とされています．

3. 内皮下の病変

内皮下におこりうる病変としては，内皮下腔への免疫複合体沈着，メサンギウム陥入，滲出性変化，浮腫など内皮下腔への物理的な貯留性変化があげられます 図 2-18 .

図 2-18 基底膜病変が起こりうる部位としては3つある

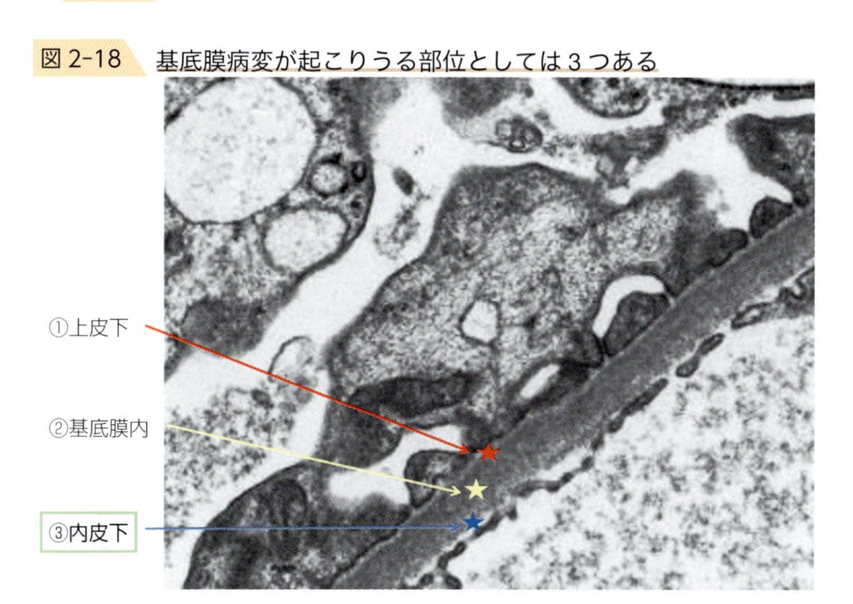

A. 内皮下浮腫

内皮下浮腫をきたす病態としては，妊娠高血圧症候群，悪性高血圧症，溶血性尿毒症症候群（hemolytic uremic syndrome：HUS）や atypical HUS における極度の糸球体高血圧や虚血性変化など非常に多様な原因があります．その結果生じる血管内皮細胞障害に起因し血漿成分が内皮下に滲みだして高度の内皮下浮腫を生じます．これによって内皮下腔が物理的に拡大し，光顕上は二重化になります 図 2-19．

図 2-19

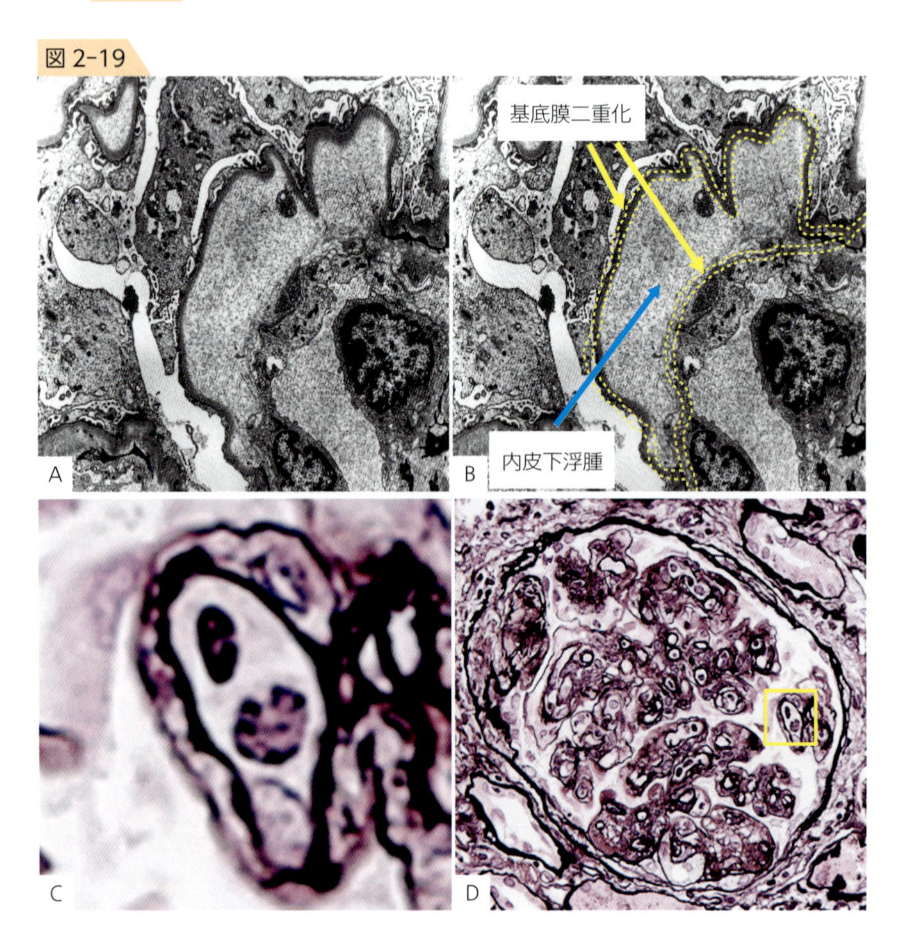

JCOPY 498-22434

B. メサンギウム陥入

MPGN type Ⅰや IgA 腎症の一部で見られる所見で，増殖傾向にあるメサンギウム細胞が内皮下腔へ侵入し，内皮下腔が押し広げられた結果，基底膜の二重化が生じます 図 2-20 .

図 2-20　84 歳男性　MPGN type Ⅰ；メサンギウム陥入による基底膜二重化

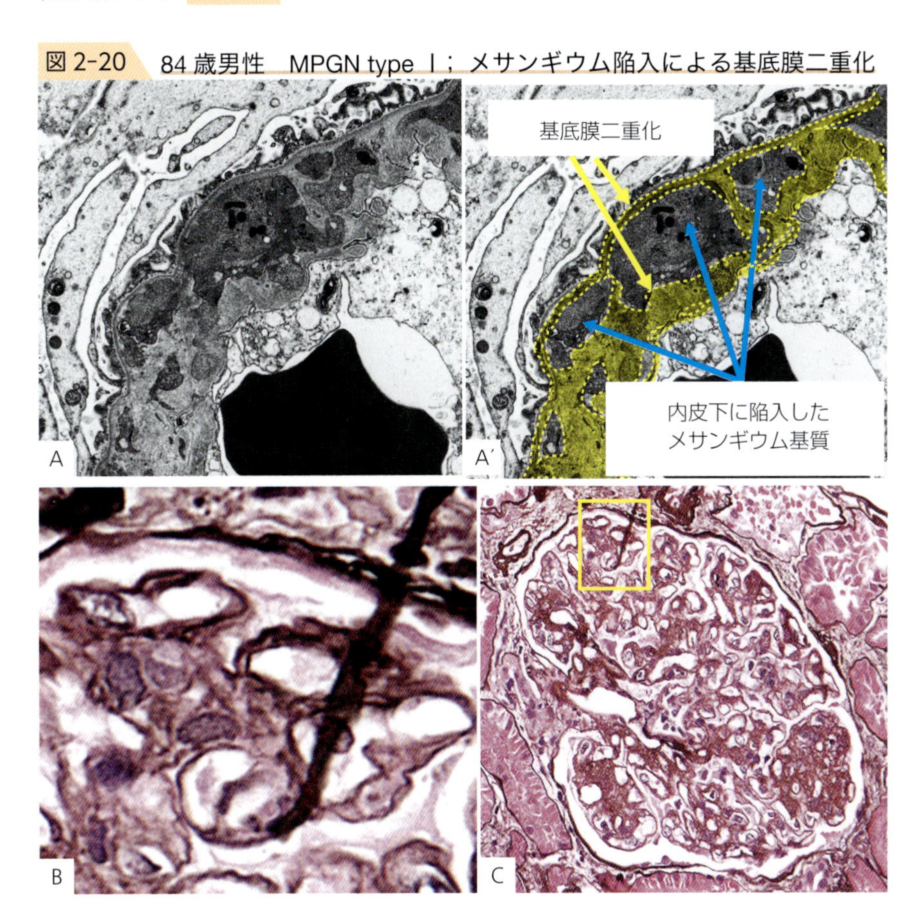

A：内皮下腔に何かありますが，先ほどの内皮化浮腫とは違って．かといって均一な免疫複合体の高電子密度沈着ではなく，細胞内小器官や基質が内在しています．これはメサンギウム細胞が内皮下腔に陥入したものです．

A′：陥入したメサンギウム細胞やその基質によって内皮下腔は押し広げられます．黄色の点線が基底膜です．

B：その結果，PAM 染色で基底膜が二重化します．

C：こうした変化は糸球体のすべての部分に起こるとは限らず，係蹄は隅々まで観察する必要があります．

C. 内皮下沈着

内皮下沈着は文字通り，血管内皮細胞の下と基底膜の間にある免疫複合体をはじめとした沈着物のことを指します．軽鎖沈着症，移植腎の慢性抗体関連型拒絶，そしてループス腎炎のワイヤーループ病変も内皮下沈着です．もともと，内皮下腔は閉鎖空間なのですが，その何もないはずのところに押し入るように免疫複合体が染み出して沈着するため，スペースの関係で内皮下沈着はすべて三日月状，あるいはレンズ状の細長い形になります．それら沈着によって内皮下腔が押し広げられた結果，PAM 染色では基底膜が二重化して見えるのです 図 2-21 .

図 2-21 67 歳男性　軽鎖沈着症；内皮下沈着による基底膜二重化

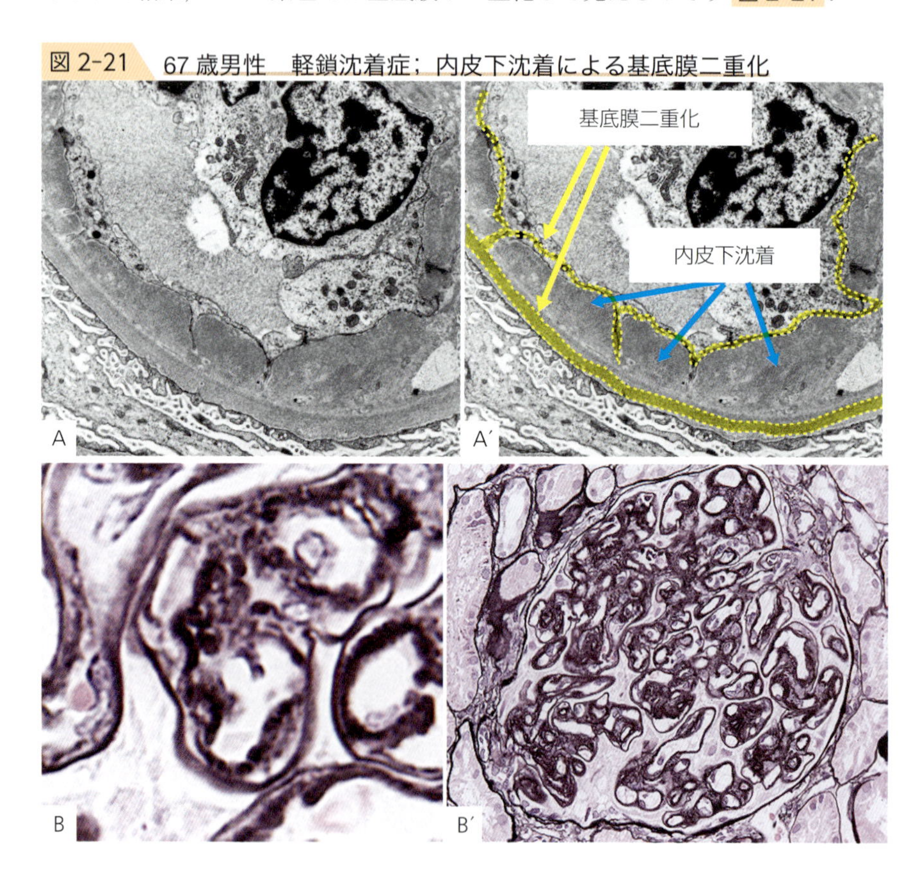

JCOPY 498-22434

A: 係蹄部分の電顕写真です．内皮細胞の核は腫大し，fenestra は消失しています．また，内皮細胞と基底膜の間に塊のような沈着が見られます．

A′: 内皮下沈着（青矢印）によって内皮下腔は押し広げられ，基底膜（黄色）は二重化しています．

B: このような病変は PAM 染色で見ると線路のように平行な二重化した基底膜として観察されます．

B′: 弱拡大で見てみると，基底膜は厚いようにしか見えないのですが，拡大してみると写真 B′ のような基底膜の二重化が随所に見られます．

これまで提示してきた症例の写真の順番にはある意図があります．電顕を最初に示し，光顕の高倍率→低倍率へと並べています．つまり，基底膜病変は電顕像をイメージしながら光顕像を見ることでより理解が深まるからです．こうして見てくると，②基底膜病変と③内皮化病変はともに基底膜の二重化という共通点があります．しかし，上皮化沈着が膜内に Shift した場合の二重化はもともとが粒状の沈着であるため，二重化する際も虫食い状や鎖状の二重化になるのに対し，内皮化沈着や内皮下浮腫などは内皮下腔の構造上，三日月状あるいは線状に存在するため，二重化も電車の線路のようなある程度の長さを伴ったものになりやすいという特徴があります．

光顕で基底膜の二重化を見たときは，その形によって，それが内皮化病変なのか，基底膜内病変なのか，臨床情報も参考にしながら類推する必要があります．

ここで，最初に提示した3枚の糸球体写真（p.37，図2-1 A～C）をPAM染色とともに再度お示しします 図2-22．

図2-22

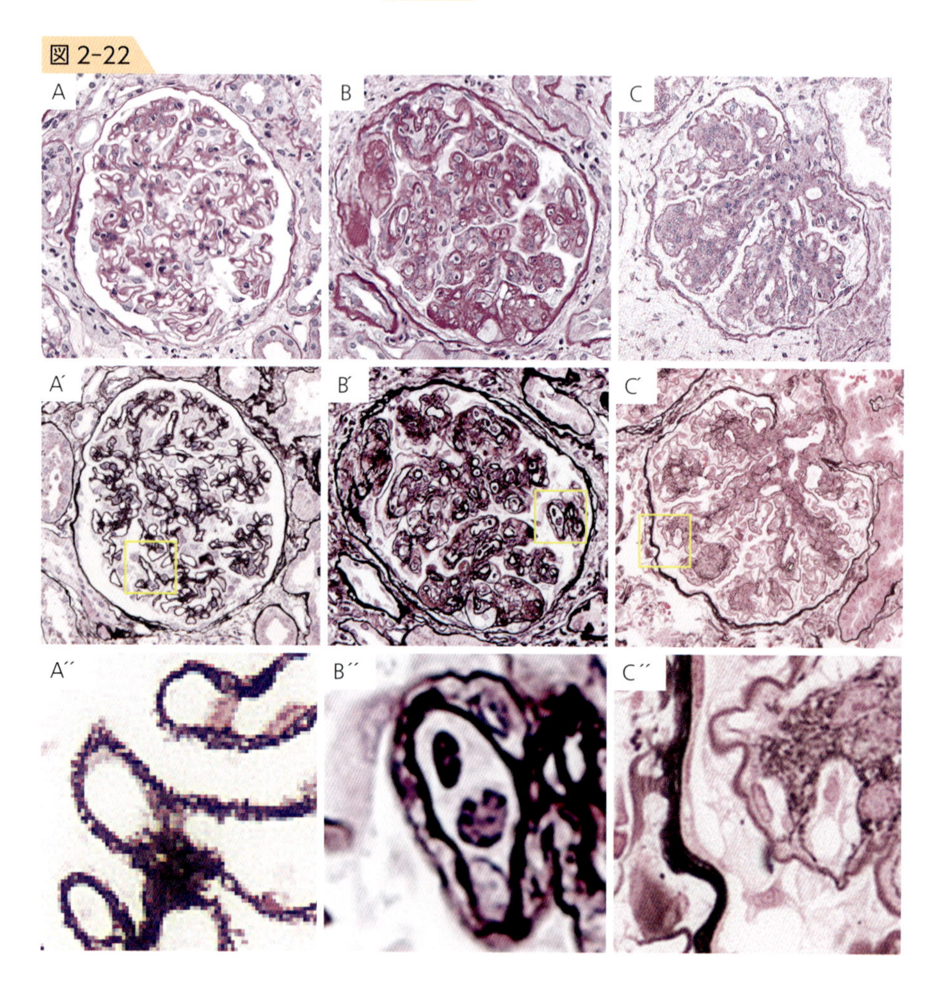

Aは膜性腎症のスパイク（上皮化沈着に対する反応性肥厚），Bは移植腎の慢性拒絶反応による基底膜の二重化（内皮下浮腫・内皮下沈着），Cはdense deposit disease（沈着による基底膜成分の置換）です．

PAS 染色では「基底膜が厚い」としか表現できませんでしたが，図 2-23 のシェーマのように基底膜のどの層に病変があるのかを意識してみることで，PAM 染色で示される基底膜病変の成り立ちと見え方がより理解しやすくなったかと思います．

図 2-23

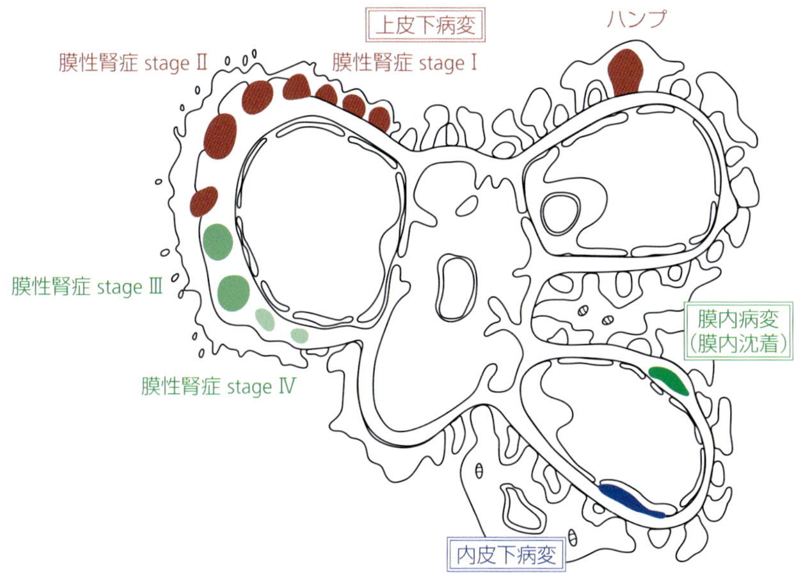

(茶色は上皮下病変．緑は膜内病変．青は内皮下病変)

(城　謙輔．ジョーシキ！腎生検電顕アトラス．東京：南山堂；2016 より引用，改変)

まとめ：基底膜病変を評価する臨床的意義

増殖性病変は疾患特異性にやや乏しい一方で，疾患の活動性や腎予後を予測する因子となることがしばしばありました．一方，基底膜病変は一部の疾患（膜性腎症や移植腎拒絶反応など）を除き疾患の活動性や予後とは直接的に結びつかないことが多く，基底膜病変をきたす代表疾患である膜性腎症ですらも電顕で評価したStageで分類しても予後に大きな差はないとされています[12]．

では，基底膜病変を評価する臨床的な意義は何でしょうか？それは，病理診断や背景病態の推測を行う上での重要なヒントとなることが多いからです．三層構造のうちの病変が起こる場所によって背景病態や免疫複合体の沈着，既存の膜構造の変化をより疾患特異的に顕著に表しているのが基底膜病変なのです．基底膜の評価法についてもう一歩踏み込んで，電顕的評価の重要性についても触れておきます．電顕は通常の場合，結果が戻るまでに数週間から数カ月を要するため，写真が届くころには光顕・IF所見から暫定的に病理診断がなされ治療が開始され，あるいは初期治療が終了していることがほとんどです．そのため，臨床医は電顕写真に触れる機会が少なくなりがちです．しかし，言うまでもなく電子顕微鏡は腎病理診断において不可欠なメソッドの1つであり，病変の成り立ちを見るにはこれ以上ない倍率と解像度で所見を映し出してくれます．中でも基底膜病変は電顕像のイメージを頭に浮かべながら光顕を見ると，PAM染色でなぜそのように見えるかがとても理解しやすくなります．また，増殖性病変や結節性病変といったその他の病変も，電顕像をイメージすることによって光顕での見え方の精度がぐっと上がります．さらに，電顕では高電子密度内沈着の詳細な主座や内部の微小構造物の存在など，光顕では到達できない倍率で詳細な情報を与えてくれ，電顕像の知識は多いほどに光顕診断の質を上げてくれるものです．私たち臨床医は機会を見つけては電顕写真に触れるよう心掛けたいものです．

【Reference】

❶ Farquhar MG. The glomerular basement membrane: not gone, just forgotten. J Clin Invest. 2006; 116: 2090-3.
❷ Suh JH, Miner JH. The glomerular basement membrane as a barrier to albumin. Nat Rev Nephrol. 2013; 9: 470-7.
❸ 小林凡子，長田道夫．ポドサイト障害と糸球体内皮細胞のクロストーク．腎と透析．2015; 78: 390-4.
❹ 上野智敏，坂本和雄，乳原善文，他．ポドサイト障害と糸球体瘢痕．腎と透析．2015; 78: 404-8.
❺ Ehrenreich T, Porush JG, Churg J, et al. Treatment of idiopathic membranous nephropathy. N Engl J Med. 1976; 295: 741-6.
❻ J. Charles Jennette, Virette D. D'Agati, et al. Alport's Syndrome, Thin Basement Membrane Nephropathy, Nail-Patella Syndrome, and Type Ⅲ Collagen Glomerulopathy. Heptinstall's Pathology of the Kidney 6th edition. 2006; 487-516.
❼ Rodriguez-Iturbe B, Batsford S. Pathogenesis of poststreptococcal glomerulonephritis a century after Clemens von Pirquet. Kidney Int. 2007; 71: 1094-104.
❽ Washio M, Katafuchi R, Oh T, et al. Poststreptococcal glomerulonephritis with the nephrotic range of proteinuria. Int Urol Nephrol. 1995; 27: 457-64.
❾ Shiiki H, Shimokama T, Yoshikawa Y, et al. Renal amyloidosis. Correlations between morphology, chemical types of amyloid protein and clinical features. Virchows Archiv A Pathol Anat Histopathol. 1988; 412: 197-204.
❿ Chen YM, Zhou Y, Go G, et al. Laminin beta2 gene missense mutation produces endoplasmic reticulum stress in podocytes. J Am Soc Nephrol. 2013; 24: 1223-33.
⓫ Chen YM, Kikkawa Y, Miner JH. A missense LAMB2 mutation causes congenital nephrotic syndrome by impairing laminin secretion. J Am Soc Nephrol. 2011; 22: 849-58.
⓬ Shiiki H, Saito T, Nishitani Y, et al. Prognosis and risk factors for idiopathic membranous nephropathy with nephrotic syndrome in Japan. Kidney Int. 2004; 65: 1400-7.

CHAPTER 3

結節性病変・分節性硬化の見方と考え方—似ているようで全く違う—

結節性病変・分節性硬化は，糸球体の一部分において，係蹄壁の消失とメサンギウム基質の高度な増加を中心とした局所性の病変であり，組織学的には似ている点も多いように思います．

しかし，両者はそれぞれ病変形成のプロセスも，そして臨床的に意味するものも大きく異なります．

それらを理解するためには，やはりその病変の成り立ちから考えていくことが最も近道です．

本章では結節性病変と分節性硬化それぞれに分けて解説していきます．

結節性病変の見方と考え方

「糸球体結節性病変をきたす鑑別疾患は？」と聞かれたとき，どんなものを思い浮かべるでしょうか．代表的なものとしては，以下のような多彩な原疾患を背景として結節性病変は形成されます[1]．

①糖尿病性腎症

②軽鎖沈着症

③アミロイドーシス（mesangial nodular pattern）

④特発性結節性糸球体硬化症（idiopathic nodular glomerulosclerosis）など．

ではなぜ，このように背景疾患が多彩であるにもかかわらず，組織学的には同じ結節性病変になるのでしょうか．

JCOPY 498-22434

キーワードは「今見ている結節性病変は，**メサンギウム基質の増加なのか？沈着の塊なのか？**」です．

結節性病変を形成するメカニズムは疾患によってさまざまです．

結節性病変の代表格である糖尿病性腎症では，高血糖に曝露されたメサンギウム細胞がtransforming growth factor β（TGF-β），connective tissue growth factor（CTGF）などの増殖因子を過剰発現し，細胞外基質産生を増加させることが知られています[2]．軽鎖沈着症でも特徴的な結節性病変を形成しますが，そのメカニズムを検証した論文では，培養メサンギウム細胞に軽鎖沈着症患者の血清を反応させると，Ⅳ型コラーゲンを中心とした細胞外基質の産生増加が起こることが示され，結節性病変形成の背景メカニズムであることがわかりました[3]．興味深いのは，この実験の中で同じB細胞異常であるALアミロイドーシス患者の血清をメサンギウム細胞に同じように反応させても，反応性の基質増殖が起こらないという知見でした．喫煙関連腎症はDagatiらが2009年に喫煙者に発症する結節性の糸球体硬化症をidiopathic nodular glomerurosclerosisとして概念を発表し[1]，その背景病態としてメサンギウム細胞にニコチンなどの喫煙関連物質を反応させるとTGF-βの産生を介してメサンギウム基質が過剰産生されることが示されました[4]．結節性病変は喫煙以外にも高安病，先天性心疾患，腎動脈狭窄症などの慢性的な腎虚血を示す疾患にも生じ，慢性低酸素状態，VEGFの低下，eNOSの低下などさまざまなメカニズムが想定されてきました[1]．

ここまで紹介した結節性病変は，背景疾患はさまざまですが，共通しているのはメサンギウム細胞が過剰に基質を産生してつくられたものでした．一方，同じ結節性病変を示す糸球体疾患の中でも特異なのが腎アミロイドーシスです．アミロイドーシスでは免疫グロブリンの軽鎖（AL type）や慢性炎症の産物である血清アミロイドAタンパク（AA type）が，難溶性のβシート構造を形成してアミロイド線維となり血流の多い糸球体に沈着します[5]．つまり，アミロイドーシスにおける結節性病変の正体は，これまでの過剰に産生されたメサンギウム基質とは異なり，塊状のアミロイド沈着そのものなのです．こうしてみてくると，結節性病変と呼ばれるものは病変形成のメカニズムの観点から2種類があるということがわかります．糖尿病や軽鎖沈着症における結節性病変は，高血糖や血中遊離軽鎖に曝露されたメサンギウム細胞が反応性に過剰産生した基質が結節状になったものです．一方，腎アミロイドーシスでは，結節性病変の正体はアミロイド線維の沈着そのものなのです．特に，軽鎖沈着症とAL typeアミロイドーシスでは異常な軽鎖の産生（B細胞の異常）が発症の起源にもかかわらず，前者はメサンギウム細胞が過剰に基質を産生して結節性病変を作り，後者はアミロイド線維そのものが塊状に沈着して結節病変を作ります．異常な軽鎖の産生という意味でも共通ですし，結節性病変という点でも共通であるのに，組織学的その本質は全く違うという大変興味深い違いが生まれてくるのです[6]．

この違いが，表現としては同じ「結節性病変」でありながら，光顕での見え方に大きな違いを生みます．

実際にいくつか結節性病変を見ていきます．同じ糸球体でPAS，PAM染色を並べてお示しします．図3-1です．

PAS染色ではどの結節性病変も均一な赤紫に染まっています．結節性病変の成分は，過剰に産生されたメサンギウム基質か結節状の沈着物である場合かの2種類があることを述べました．また，基質であるかないかを見分けるにはPAM染色が有用であることをお示ししました（CHAPTER 1参照）．「PAM染色で黒い」ということはそこに基質があることを意味しており，これらの結節性病変をPAM染色で見てみると，AとBは結節性病変がA′，B′でそれぞれPAMで黒く染まり，つまり，構成成分はメサンギウム細胞が過剰に産生したコラーゲンなどの基質が主体であることがわかります．診断は，Aは糖尿病性腎症，Bは軽鎖沈着症です．一方，CではPASでは染まっているように見える結節の部分自体がC′のPAM染色では色が抜けています．つまり，この結節性病変の主成分は基質以外のものであるということです．この症例の診断は腎アミロイドーシスのmesanigial nodular typeでした[5,7]．このタイプのアミロイドーシスは，かつては関節リウマチなどの慢性炎症性疾患に多いとされていましたが[7]，近年はそうした傾向はあまりないと考えられるようになっています．

このように結節性病変を見たらそれが本当に基質の塊なのかどうか，PAS・PAM染色の基本に立ち返って，両染色を交互に見ながらその本質を見定めていかなくてはいけません．PAM染色は基底膜の評価に特化した染色と思われがちですが，上記の例のように，メサンギウム病変の評価にも通じるところが多く，PAS・PAMを組み合わせて見ることでメサンギウムの細胞の増加なのか，メサンギウム基質の増加なのか，逆に（PAMの黒が薄くなる）メサンギウム融解なのか，といったことまで評価が可能です．

図 3-1

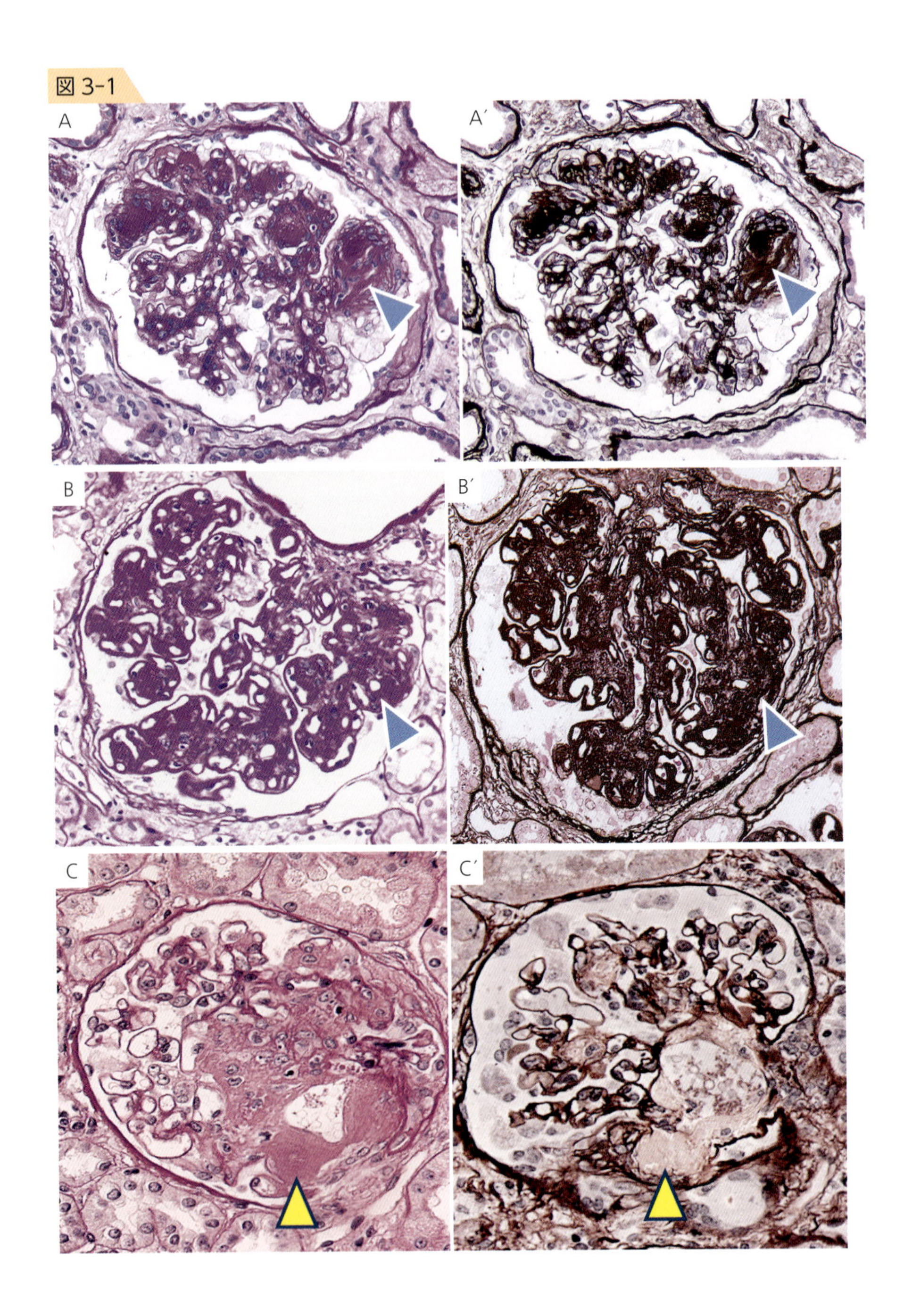

JCOPY 498-22434

結節性病変が示す臨床的な意義は？

結節性病変をつくる疾患背景は多彩です．臨床的に糖尿病やB細胞異常によるパラプロテイネミアの存在がはっきりしていれば結節性病変の存在自体は違和感なく理解できますが，喫煙や腎動脈狭窄症などの慢性の虚血を呈する疾患は，結節性病変を見て初めてその慢性低酸素の影響の大きさに気付くこともあるかもしれませんし，その存在から患者さんのさらなる病態検索につながることもあります．

結節性病変の有無が腎病変のStage分類に含まれる糖尿病性腎症では[8]，結節性病変の存在は糸球体分類Class Ⅲの必要条件であり，Miseらはこの分類に沿って自施設にて腎生検で診断した糖尿病性腎症を細分類し，結節性病変を有するClass Ⅲは腎予後も不良であることを示しました[9]．

分節性糸球体硬化の見方と考え方

組織学的に表現すると，分節性硬化糸球体硬化とは糸球体の一部で係蹄の消失と基質の過剰な増生によって起こった構造置換ということになります．そして機能的な側面から見ても，分節性硬化が起こった部分での濾過機能の消失であり，言葉だけで見ると結節性病変と共通する説明になります．しかし，両者において決定的に違うのが病変の成り立ちです．さらに，巣状分節性硬化が臨床的に意味するものも結節性病変とは大きく異なります．

分節性糸球体硬化をより理解するためには2つの観点から考える必要があります．

1. 病変の成り立ちから見た分節性硬化
2. 臨床的観点から見た分節性硬化

1．病変の成り立ちから見た分節性硬化

そもそも分節性硬化はなぜできるのでしょうか？言い方を変えると，「何のために作られる」のでしょうか？　分節性硬化は臨床医にとってどこか捉えどころのないイメージがあります．分節性硬化の成り立ちを考えるとき，巣状分節性糸球体硬化（focal segmental glomerulosclerosis：FSGS）の疾患名は避けて通れません．

もともとFSGSは，1970年にChurgらが最初に報告した小児例のネフローゼで，「臨床的にはネフローゼ症候群を示し，組織学的には巣状分節性硬化以外に特徴的な組織像がない」という疾患がそもそものはじまりです[10]．その後，FSGSの原因遺伝子として，ポドサイトのスリット膜や細胞骨格などを構成する遺伝子が次々と同定され，さらに，薬剤やウイルスなども含めた他の後天的な原因も少しずつ明らかになりました．原因とFSGSの成因が一対一で結びつけられるものを二次性FSGS，一方，原因がわからない（特発性の）ものを一次性FSGSと呼ぶようになりました（表）[11]．

<table>
<tr><th colspan="4">巣状糸球体硬化症の原因疾患</th></tr>
<tr><td>一次性（特発性）</td><td colspan="3">原因不明（何らかの血管透過性因子が関与する可能性）</td></tr>
<tr><td rowspan="6">二次性</td><td>家族性・遺伝性</td><td colspan="2">ポドサイト関連遺伝子異常（nephrin，podocin, etc.）</td></tr>
<tr><td>ウイルス関連</td><td colspan="2">後天性ヒト免疫不全ウイルス（HIV），パルボウイルスB19，サイトメガロウイルス，EBウイルス，simian virus</td></tr>
<tr><td>薬剤性</td><td colspan="2">ヘロイン，インターフェロン（α/β/γ），リチウム，パミドロネート，シロリムス，カルシニューリン阻害薬，蛋白同化ステロイド</td></tr>
<tr><td rowspan="2">適応性</td><td>腎容積低下</td><td>ネフロン数減少，低出生体重児，尿路奇形，低形成腎，逆流性腎症，皮質壊死，外科的腎損傷，移植腎，加齢腎</td></tr>
<tr><td>腎容積正常</td><td>高血圧症，急性・慢性動脈閉塞（血栓性微小血管症，腎動脈狭窄，腎動脈血栓），肥満，Sickie cell anemia，先天性心疾患</td></tr>
</table>

（D'Agati VD, et al. N Engl J Med. 2011；365：2398-411[11]より引用・改変）

JCOPY 498-22434

この時点で，最初に報告された「FSGSは小児のネフローゼ疾患である」という前提が崩れ，成人でもFSGSと診断名がつけられるようになり，さらに蛋白尿が少なく腎機能障害の進行も緩やかな症例も報告されるようになりました．その他の糸球体疾患がありながらそれらとは独立して存在するFSGS病変も示され，FSGSそのものの臨床的な概念が大きく広がりました．それに伴って，原因と臨床像・病理像を一対一で結び付けることが難しいケースもたくさん出てくるようになりました．つまり，臨床的な概念が広がりすぎた結果，「FSGS」という単語でひとくくりにするのがきわめて困難になってきたのです．

そこで，臨床像はいったん取り払って，病理組織像**のみ**でFSGSをクリアカットに分類すべく登場したのがD'Agatiらによって2004年に発表されたコロンビア分類です[12]．分類の仕方もとてもシンプルで，**分節性硬化病変の「局在」と「性質」**を見ていくだけで，組織学的な5つの亜型（バリアント）が決められます．

コロンビア分類によるFSGSの組織学的亜型（バリアント）	
Nothig other specified（NOS）	最低1つの糸球体で，分節性の基質の増加と毛細血管腔の閉塞を認める（=分節性硬化を認める）．
Perihilar variant	最低1つの糸球体で，血管極付近の分節性硬化を認める．分節性硬化を認める糸球体の50%以上が血管極付近に分節性硬化を認める．
Cellular variant	最低1つの糸球体で，分節性の管内増殖と泡沫細胞の浸潤を認める（泡沫細胞の有無は問わない）．
Tip variant	最低1つの糸球体で，尿細管極の近位尿細管移行部を25%以上巻き込む分節性病変を含む糸球体がある．
Collapsing variant	最低1つの糸球体で，分節性あるいは全節性の糸球体虚脱と，糸球体外での細胞増殖を呈する糸球体がある．

(D'Agati VD, et al. N Engl J Med. 2011; 365: 2398-411[11], D'Agati VD, et al. Am J Kidney Dis. 2004; 43: 368-82[12]より引用・改変)

のちに同グループらをはじめとして，各バリアントの頻度や腎予後についても検討がなされました[13][14][15]．コロンビア分類の登場によって，疾患概念が広くなりすぎてとらえどころがなくなったFSGSを組織学的な観点からうまく分類・整理できたかに見えました．

しかし，この分類の問題点は，FSGS病変の成因をあえて考慮せずに組織所見のみで分類したため，組織学的には同じNOSバリアントの中でもネフローゼをきたす症例から，ごく軽度の蛋白尿にとどまる症例までが混在するという事態が生じてしまいました．また，この分類の存在があるゆえに，臨床医は標本の中に見つけた巣状分節性糸球体硬化を，そもそもこのコロンビア分類のアルゴリズムに入れるかどうかをまず考えなくてはいけなくなりました．

定義から言えば，FSGSは「巣状分節性硬化以外に患者の腎機能障害や蛋白尿を説明しうる病理所見がないこと」，「非特異的分節性硬化を除外すること」の2点が大前提ではありますが，そもそも非特異的分節性硬化とはどういうものを指すのでしょうか．その判断がつかないままにコロンビア分類のアルゴリズムに入れてしまうと自動的にFSGSのいずれかのバリアントに分類されてしまうため，見た目だけから判断すると非特異的な硬化と同じになってしまいます．こうして見てきますと，FSGSは臨床概念でも，病理概念でも括ることが難しくなってきました．

そこで，病変形成のメカニズムからFSGSを理解するという考え方が出てきました[16][17]．巣状糸球体硬化症はさまざまな原因を背景にポドサイト障害が起こり，それを起点としてメサンギウム細胞・内皮細胞・ボウマン囊上皮細胞らが相互に影響しあいながらポドサイト障害を受けた部分の糸球体を虚脱させ細胞外器質の産生によって同部位を分節性硬化に至らせ，それ以上の蛋白の漏出を抑える「創傷治癒機構」と考えられるようになりました[17]．この理論における重要な細胞が，ボウマン囊上皮細胞です．原因は何であれ，ポドサイトが消失して外張りを失った糸球体からはアルブミンをはじめとした血中の蛋白が尿中に無差別に漏れるようになります．それを阻止すべく最初に動くのがボウマン囊上皮細胞です．2000年代のはじめごろまではヒトFSGSのcellularバリアントやcollapsingバリアントの糸球体で，管外増殖をしている細胞はポドサイトであると考えられてきました．しかし，Smeetsらのグループは遺伝子工学的な方法を用いて，管外増殖を呈する細胞はポドサイトではなく，ボウマン囊上皮細胞であることを示し，また，同グループは，分節性硬化の部分を覆っている，一見ポドサイトに見える細胞は実はボウマン囊上皮細胞の形質を持つ細胞であることを示しました[18]．さらにNagataらのグループはそのボウマン囊上皮細胞がポドサイトを失った部分を狙ってピンポイントに対岸から直接移動してくる瞬間を電子顕微鏡でとらえました[19]．また，ボウマン囊上皮細胞が移動する際の背景因子のひとつとして，Notchシグナルが関与していることと，その阻害によって蛋白尿がかえって増加することも明らかになりました[20]．これら研究の結果からFSGS病変上に存在するボウマン囊上皮細胞の機能的役割としては，ポドサイトが消失して蛋白が漏れ続けている係蹄に基質を貼り付けて，蛋白が漏れている部分をパッチして，いわば応急処置をする瘡蓋（かさぶた）のような役割をしていることがわかってきました[21]．Kuppeらは MCNSやFSGSだけでなく，さまざまな腎疾患（糖尿病性腎症，ループス腎炎，MPGN，アミロイドーシスなど）でも糸球体内にボウマン囊上皮細胞のマーカーを発現している細胞の頻度も検証し，私たちが想像しているよりも多くの割合で潜在的なFSGS病変があることを示しました[22]．

分節性硬化は悪者か？

分節性硬化の存在は，さまざまな疾患で組織学的な腎予後不良因子であり，分節性硬化イコール「敵」のように考えてしまいがちです．しかし，果たして分節性硬化自体が悪者なのでしょうか？　FSGS病変は組織学的な成り立ちという見地から考えた場合，ポドサイトを失って蛋白尿が漏れ続ける係蹄壁にまずボウマン囊上皮が基質を貼り付けて応急処置を行い，その後メサンギウム細胞なども先述のように応答して基質をさらに産生してその部分を分節性硬化に至らせ（瘢痕化），それ以上の蛋白が漏れないようにするといったいわば生理的な創傷治癒のプロセスの結果でした[23]．つまり，分節性硬化自体から蛋白尿が漏れているのではなく，それ相応のポドサイト障害が他の糸球体でも見えないレベルで起こっているということのサインなのです．つまり，最初のポドサイト障害を起こした原因こそが本当の悪者であり，それに対する治療介入がひいては残った糸球体の保護になるわけです 図3-2．

図 3-2　ポドサイト障害に対する細胞応答と糸球体瘢痕形成

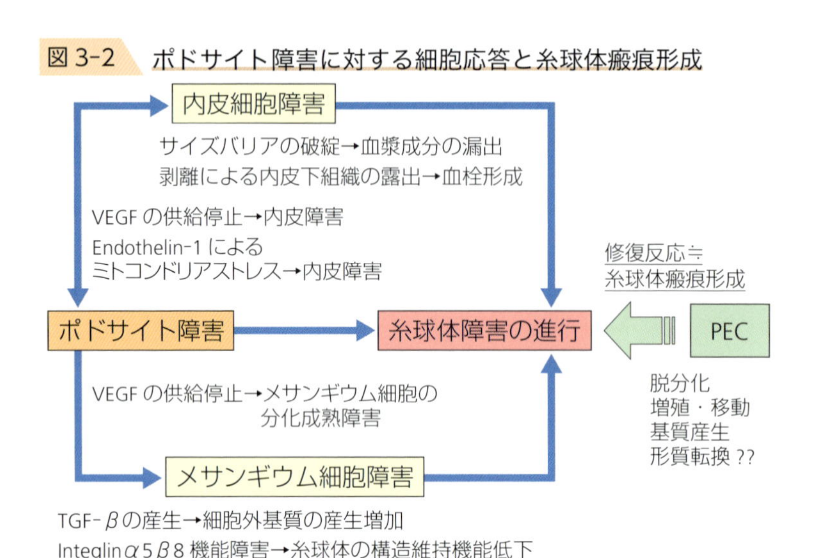

(上野智敏，他．腎と透析．2015；78：404-8[23]より引用)

組織学的バリアントはなぜできる？

コロンビア分類のバリアント表（p.75）を眺めていると 1 つの疑問がわいてきます．同じポドサイト障害でありながら，なぜ最終的には 5 つもの組織学的バリアントが出てくるのでしょうか？

考えうる可能性としては，2 つあります．

1 つめは，ポドサイトに対する最初のダメージの強さによって組織像が変わってくるのではないか，という考え方です．HIV 関連腎症やビスホスホネートなど，糸球体中のポドサイトすべてが一度に障害を受け剝がれ落ちてしまうような急激かつ非常に強い細胞障害であれば，ポドサイト 1 個 1 個を補うような時間的余裕はなく，ボウマン囊上皮は増殖と移動を一気に起こしながら糸球体をつぶしてしまい（虚脱させてしまい），それ以上その糸球体から蛋白が漏れないようにするという反応が全糸球体で起こります．その結果，急速に腎障害が進行する collapsing バリアントのような病変ができると考えられます 図 3-3A[17]．一方，糸球体への細動脈入口部付近など，物理的に圧負荷がゆっくりと掛かり，ポドサイト 1 個 1 個の単位でじっくりと障害を受けはがれてしまう場合などは，ボウマン囊上皮も余裕をもってその部分だけピンポイントに覆いながら分節性硬化を作ることができるため 図 3-3B，perihilar バリアントのような蛋白尿も少なく，腎障害の進行も緩徐なバリアントが作られるのではないか，といった考え方です[16,17,22]．

図 3-3

A

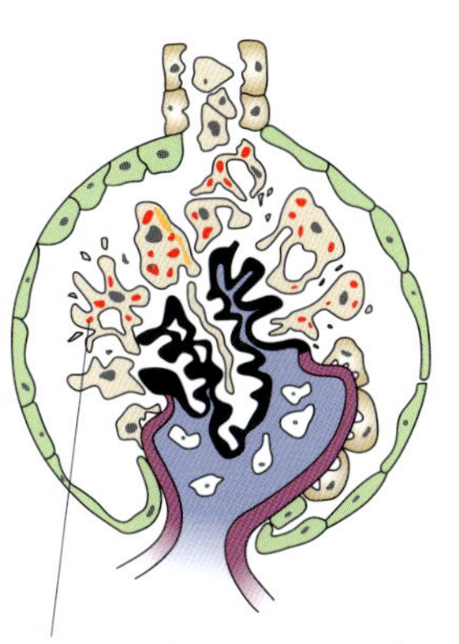
すべてのポドサイトが同時に
強い傷害を受ける．剥離する．

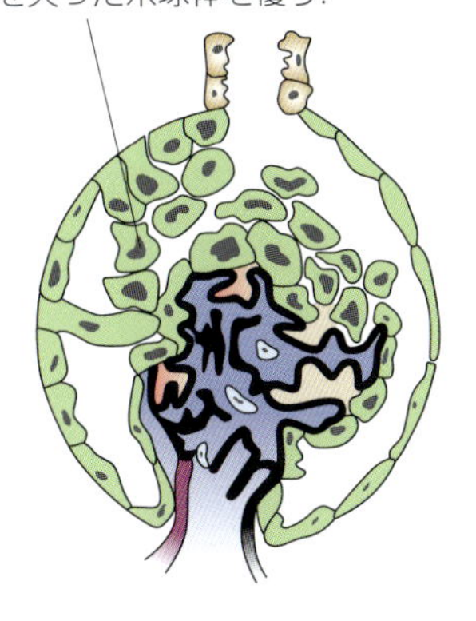
ボウマン嚢上皮細胞が増殖と移動
を同時に起こしながらポドサイト
を失った糸球体を覆う．

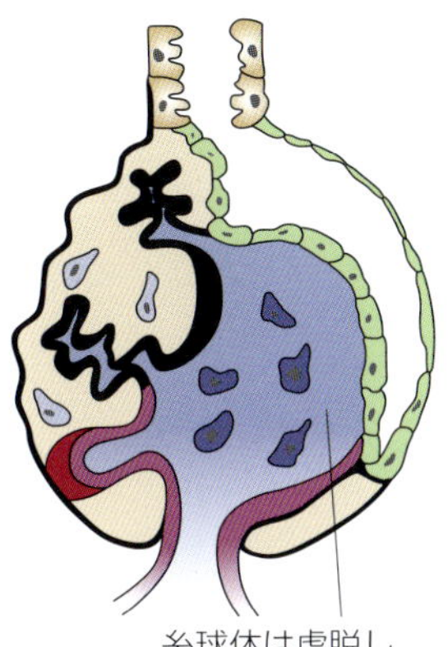
糸球体は虚脱し，
硬化してしまう．

B

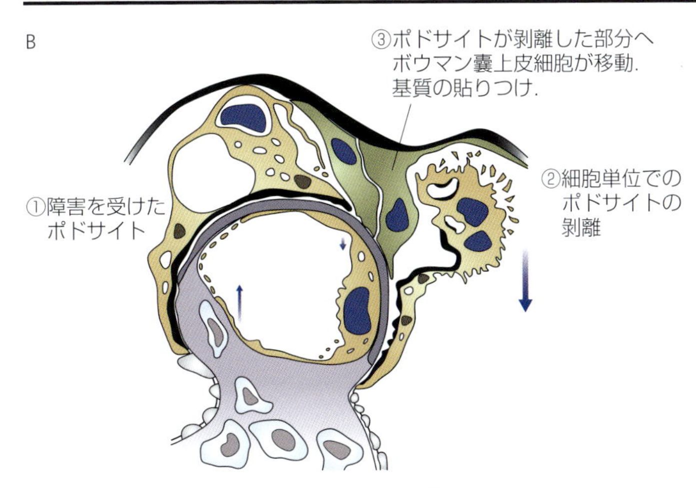
③ポドサイトが剥離した部分へ
ボウマン嚢上皮細胞が移動．
基質の貼りつけ．
①障害を受けた
ポドサイト
②細胞単位での
ポドサイトの
剥離

(Nagata M. Kidney Int. 2016；89：1221-30[17]より引用・改変)

もう1つの考え方としては，すべてのバリアントは一連の流れを持つのではないか，というものです．実際に，FSGS の症例で○○バリアントと診断されていても，実際にはその他のバリアントの FSGS 病変が同じ標本内に混在していることが示されました[24]．コロンビア分類では NOS バリアント以外の亜型は標本の中に1個でも特徴的な病変があればそのバリアントに診断が決まってしまうため，それ以外の糸球体に違うパターンの分節性硬化がないかもしっかり見る習慣が必要です．

これまでのことをすべて総合して，「病変の成り立ち」からFSGSという疾患概念を再考すると，理解すべきポイントが見えてきます．

①背景疾患が何であっても，FSGS病変の出発点はポドサイトの障害・脱落であること．

②続いて，ポドサイトが消失した係蹄部分をボウマン囊上皮（PEC）が覆ってその部分を分節性硬化に至らせること．その本来の目的としては，ポドサイトがはがれた部分からそれ以上の蛋白尿が漏れないようにする創傷治癒反応であること．

③ポドサイト障害の速度・程度（一気に大量のポドサイトが障害を受けるのか，糸球体の特定部分のポドサイトに限局的に障害が起こるのか）によって，FSGS病変のできる場所や性状が異なってくる可能性があること．

④ FSGSはポドサイト障害の氷山の一角であり，腎生検組織の中でFSGSを見つけたときは，そこ以外の部分のポドサイトにも相当の障害やストレスがかかっているという背景を考えること．

2. 臨床的観点から見た分節性硬化

分節性硬化の本質は「**濾過障壁の障害に対する創傷治癒反応の結果である**」ということでした．これがさまざまな疾患を背景に起こるため，分節性硬化を見つけたときはそもそもコロンビア分類のアルゴリズムに入れるかどうかを臨床医はまず考えなくてはいけません．一次性であれ二次性であれ，FSGSと診断するためには，「巣状分節性硬化以外に患者の腎機能障害や蛋白尿を説明しうる病理所見がないこと」，「非特異的分節性硬化を除外すること」の2点が大前提です．ある患者さんを腎生検して，分節性硬化があり，それ以外にネフローゼや腎不全を証明できる所見がなかったとします．そうした状況で初めてコロンビア分類に従ってバリアントを振り分けていくことができるわけです．

コロンビア分類には5つの亜型があり，それぞれ特徴的な分節性硬化病変を有します．表（p.81）にしてみると実にたくさんの情報がありますが，診断をしていくプロセスは意外にもシンプルです．というのも，NOSバリアントは「すべての他の亜型を除外したもの」と定義され，NOSバリアント以外の亜型はそれぞれの特徴的な性質を持つ分節性病変が全糸球体のうち“1つでも”含まれていればそのバリアントと診断されるようになっています．

つまり，一覧に並んだバリアントの表（p.81）の下から順に除外していけばいいのです．

FSGSの組織学的亜型（バリアント）	
Nothig other specified（NOS）	最低1つの糸球体で，分節性の基質の増加と毛細血管腔の閉塞を認める（＝分節性硬化を認める）.
Perihilar variant	最低1つの糸球体で，血管極付近の分節性硬化を認める. 分節性硬化を認める糸球体の50%以上が血管極付近に分節性硬化を認める.
Cellular variant	最低1つの糸球体で，分節性の管内増殖と泡沫細胞の浸潤を認める（泡沫細胞の有無は問わない）.
Tip variant	最低1つの糸球体で，尿細管極の近位尿細管移行部を25%以上巻き込む分節性病変を含む糸球体がある.
Collapsing variant	最低1つの糸球体で，分節性あるいは分節性の糸球体虚脱と，糸球体外での細胞増殖を呈する糸球体がある.

下から順番に除外していく.

(D'Agati VD, et al. N Engl J Med. 2011; 365: 2398-411[11], D'Agati VD, et al. Am J Kidney Dis. 2004; 43: 368-82[12]より引用・改変)

それぞれのバリアントの頭文字をとって，「C→T→C→P→N」の順番で除外していきます.

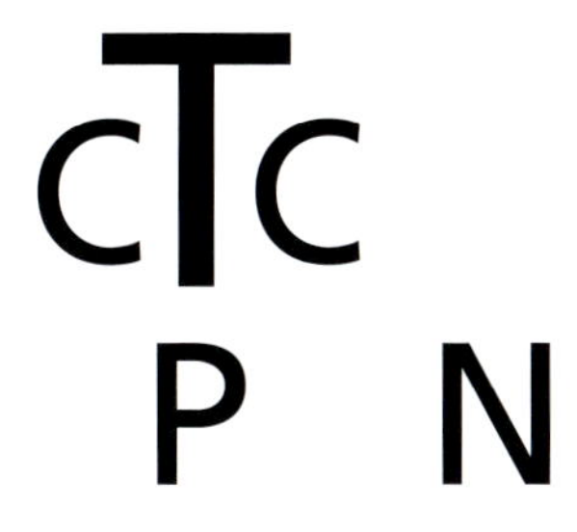

CTCP－Nの順番で除外していく

（筆者は人の顔を模したこんな絵をかいて順番を覚えました．かえって覚えにくいかも…）

症例検討

では，実際の症例の写真を見ていきます．

症例 1 図 3-4；23 歳男性 尿蛋白 6g/day，尿潜血+，Cr 1.2mg/dL で受診されました．

図 3-4

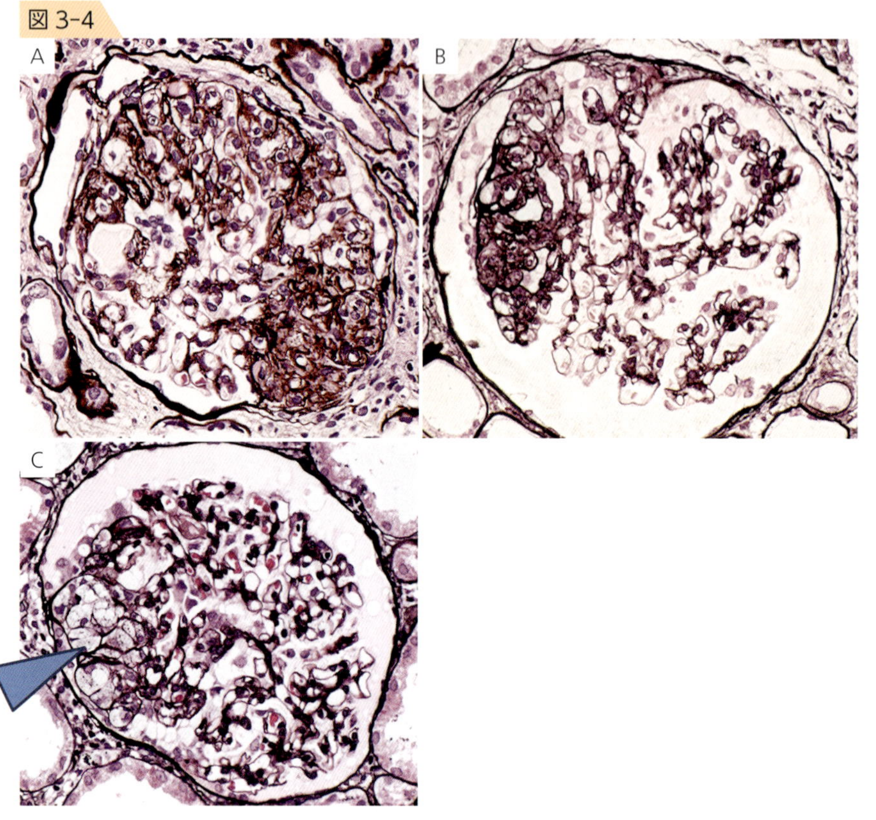

腎生検を施行し，ほとんどの糸球体で A，B のようなさまざまな程度の分節性硬化が見られました．では，先程の CTCP-N の順番で見ていきます．まず，糸球体の外側での細胞増殖はないので Collapsing variant は除外されます．次に，尿細管極付近には分節性硬化はなかった（というよりは尿細管極が含まれている糸球体がなかった）ので，Tip variant も外れます．ここで，C の糸球体の写真を見て，9 時方向の係蹄に泡沫細胞の浸潤（矢印）があることに気づけばこの糸球体を見つけた時点でこれは Cellular variant ということになります（C → T → **C** → P → N の 3 番目の **C** です）．Cellular variant の FSGS は FSGS の中でも蛋白尿が多く難治性であることが示されていますが[25,15]，やはりこの症例もこの後，頻回にネフローゼ症候群を再発しました．

症例 2 図 3-5；56 歳男性　ネフローゼ症候群，Cr 2.6mg/dL，先天性難聴あり，原因不明の心不全で入院歴あり．

図 3-5

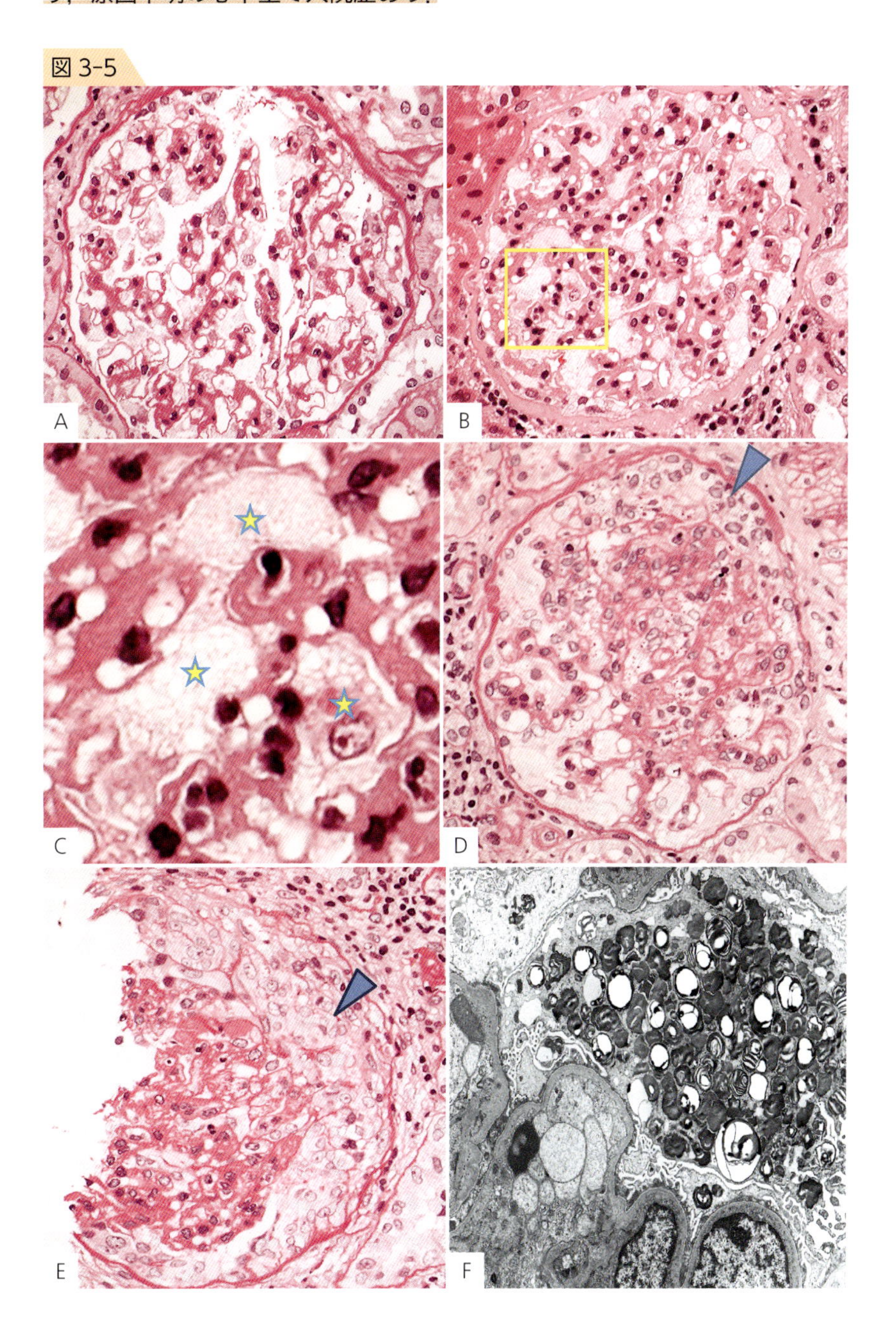

JCOPY 498-22434

図 3-5A, B までの糸球体を見ていく段階では，何となく糸球体の上皮細胞（ポドサイト）が腫大して泡沫様になっている印象が気になりますが，図 3-5C の拡大写真で見てみるとよりはっきりと上皮細胞の腫大と，空胞化あるいは脂肪変性を起こしていることがわかります（☆）．これは，この疾患に特徴的な所見であるにも関わらず見落としやすい病変で，注意が必要です．図 3-5D, E の糸球体を見ると，分節性硬化に加えて半月体様の管外増殖が見られ（矢印），血管炎の臨床的背景がない場合，これは Collapsing variant の FSGS ということになります（亜型の順番に見ていくと，C → T → C → P → N の最初の C です）．

これは頻度的には非常に珍しい亜型で，黒人の HIV 患者やパルボウイルスなどのウイルス罹患時や，ビスホスホネートやインターフェロンの副作用として報告があります[11]．治療抵抗性で，腎予後としては最も悪い亜型です[13,14]．この患者さんは実は Fabry 病でした．組織では，糸球体上皮細胞に腫大が見られていましたが，電子顕微鏡で見ると上皮細胞の中に，特徴的な高電子密度の縞模様の構造体が充満しています（図 3-5F）．これは Fabry 病に特徴的な Zebra 小体と呼ばれるものです．

症例 3 図 3-6；49 歳男性　基礎疾患なし，肥満あり　尿蛋白 1.5g/day，尿潜血なし，Cr 1.4mg/dL.

図 3-6

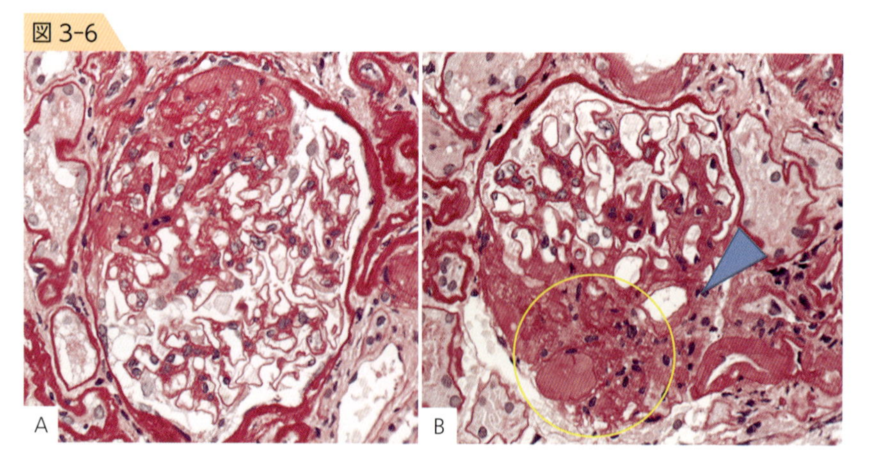

これまでの症例と違い，蛋白尿はそれほど多くなく，少なくともネフローゼをきたしてはいません．臨床情報も，肥満以外に特筆すべきものはありませんが，組織を見てみると，3 割ほどの糸球体に分節性の硬化が見られます．図 3-6A の写真では分節性硬化の位置の特定はできませんが，図 3-6B を見てみると，血管極（矢印）に接した部位に硬化病変があり，この 1 枚から Perihilar variant

と診断されます（順番に除外していくと，C → T → C → **P** → N の **P** です）．このパターンの患者さんは肥満や低出生体重の成人，末端肥大症などの総じて循環血液量と糸球体濾過面積のミスマッチが起こりやすい患者さんが多いという特徴があります[26]．蛋白尿が他の亜型と比べても少ないことが多く[15]，腎不全の進行も遅いというのが特徴です[27]．

症例 4 図 3-7 ；35 歳男性，ネフローゼ症候群（尿蛋白 5.6g/day）で紹介受診されました．これまでに基礎疾患はとくに指摘されていません．

図 3-7

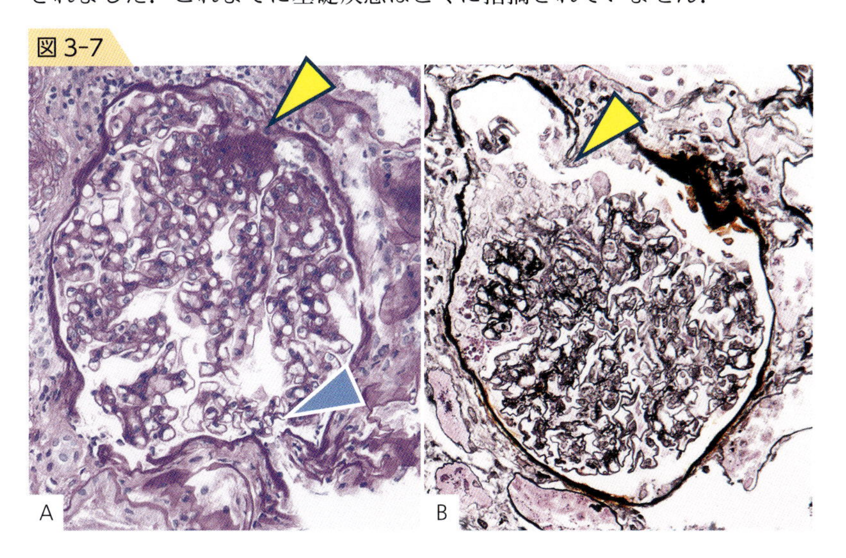

腎生検が施行され，糸球体は変化に乏しいものばかりでしたが，1 個の糸球体で上記のような所見が見られました．

PAS 染色 図 3-7A では青い矢印の部分が血管極であることがわかります．そのちょうど反対側の尿細管極と思われる部分（黄色矢印）に分節性硬化が見られます． 図 3-7B は同じ糸球体の PAM 染色です．切片を変えると尿細管極であることがよりはっきりとわかるようになりました．尿細管極部に一致した分節性病変であり，これは Tip variant の診断になります．亜型の順番に見ていくと，C → **T** → C → P → N の **T** です）．

症例 5 図 3-8；23 歳男性で，先天性の難聴があります．尿所見は潜血 3+，尿蛋白 1.3g/day，Cr 2.6mg/dL．

図 3-8

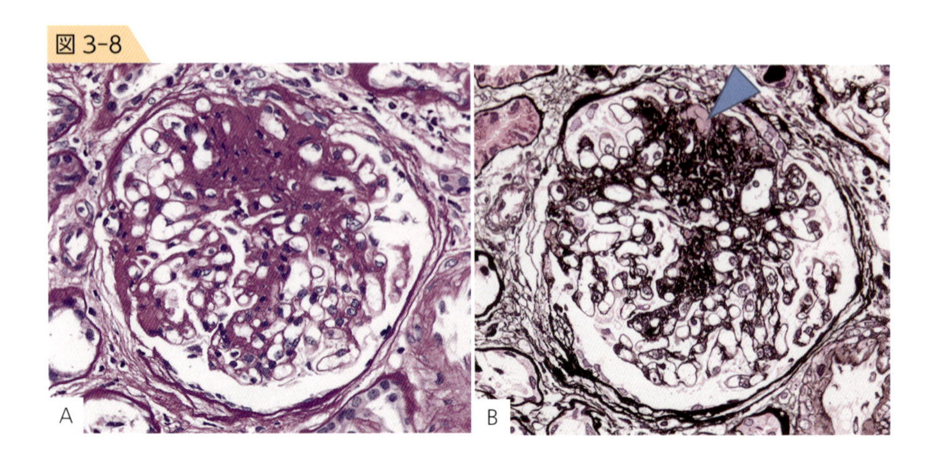

ほぼすべての糸球体は minor glomerular abnormality でしたが，1 つの糸球体で上記のような所見が見られました．

PAS 染色 図 3-8A で，12 時の方向に分節性の癒着と基質の増加（硬化）が見られます．PAM 図 3-8B で見てみると分節性硬化の中には滲出性病変を伴っています（青矢印：滲出性病変は基質ではないので PAM で黒く染まりません）．IF は同部位に IgM が少量沈着しているのみでした．それ以外に本症例の腎機能障害と尿異常を説明できる疾患はなく，組織診断としては FSGS となりますが，C → T → C → P → N の順番で 1 つずつ除外していき，分節性病変の局在や性質は CTCP のどれにも当てはまらず，NOS バリアントということになります．本例は常染色体優性の Alport 症候群の患者さんでした．

このように，**分節性硬化以外に腎不全やネフローゼの原因を組織学的に証明できるものがなかった場合のみ**，コロンビア分類に従って亜型の診断ができるのです．では，次のような場合はどうでしょうか．

他の腎疾患に合併した巣状分節性硬化を見つけたとき

症例 6 図 3-9；67 歳男性で尿蛋白 3＋があって紹介受診されました．蛋白尿は 3.7g/day で尿潜血はなく，血清 Cr 1.1mg/dL でした．

図 3-9

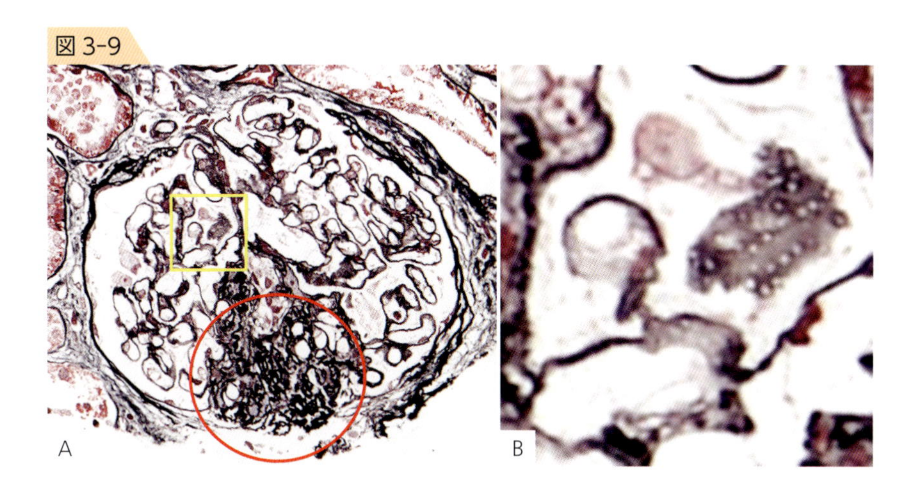

臨床経過からは膜性腎症などが疑われ，診断のために腎生検を施行しました．

PAM 染色 図 3-9A で基底膜に点刻像が見られ（黄色い四角，図 3-9B はその拡大），IF では IgG と C3 が糸球体係蹄に顆粒状に陽性であり，電顕の結果は未着でしたが，これだけの所見がそろっていれば，膜性腎症と診断して差支えないと思われました．ところが，この糸球体には 6 時方向にボウマン嚢との癒着と分節性硬化が見られます（赤い丸）．こうした巣状分節性硬化を見た場合，ここで膜性腎症の診断をひっくり返してコロンビア分類のアルゴリズムに組み入れるでしょうか？　入れません．なぜなら他の病理所見から膜性腎症と診断がついており，分節性硬化は二次的な変化だからです．

もう1例，症例を見てみましょう．

症例7 図3-10；42歳女性，20歳代から全身性エリテマトーデスに罹患し，初診時に血尿，蛋白尿が見られたため腎生検が施行され，ループス腎炎 ClassⅢ(A) と診断されていました．ここ数カ月で蛋白尿が増加傾向であり，他の疾患の合併やループス腎炎自体の活動性評価のため再生検が行われました．

図3-10

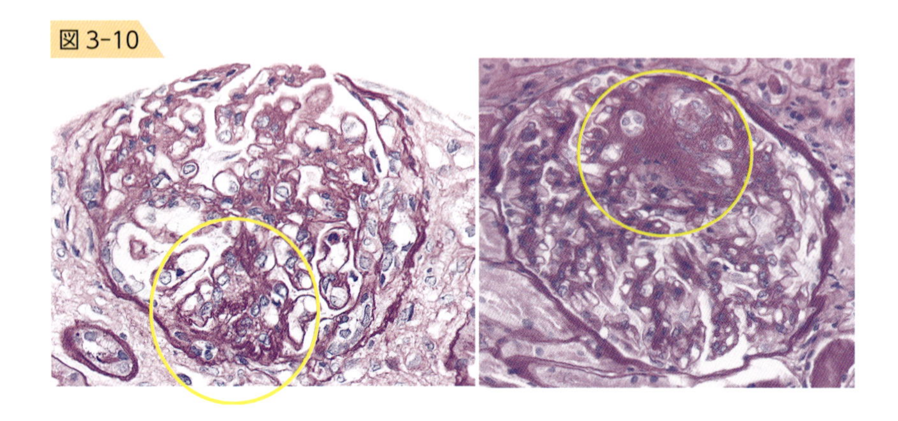

ほとんどの糸球体で，内皮細胞の増殖やワイヤーループ病変，半月体といった急性の活動性病変は見られず，皮質全体の30%以上の間質線維化と尿細管萎縮が見られました．そして，上の2枚の写真で示すような分節性硬化（黄色丸）がいくつかの糸球体で見られました．これをFSGSとしてコロンビア分類のアルゴリズムに入れるでしょうか？ やはり，入れません．その理由は，もともとループス腎炎という診断がついており，これはループス腎炎に付随して起こった二次性FSGSという解釈になります．

このように原疾患とは別に生じた分節性硬化は「非特異的硬化病変」と言われますが，それだけで片づけてはいけません．というのも，分節性硬化は多くの疾患において重要な組織学的予後不良因子として扱われるからです．

巣状分節性硬化を評価する臨床的な意義

前述のように，分節性硬化はさまざまな糸球体疾患や全身性の高血圧症を背景に起こりうる，言ってみれば疾患非特異的な病理所見ではありますが，すべての分節性硬化において「最初のきっかけはポドサイト障害から始まる」という共通のメカニズムが存在していました．つまり，原因は何であれ分節性硬化病変はポドサイト障害によって糸球体濾過障壁が大きなダメージ受けた結果，尿に蛋白の漏出が起こっていること，そして，仮に分節性硬化が見られない糸球体でも，細胞レベルでは同様の障害が起こっていることを示唆します．

そして，将来的には「濾過障壁の傷害→糸球体硬化→腎機能の直接的な低下因子」という構図が成り立つため，それゆえ分節性硬化の存在はどの疾患においても予後不良の重要な予測因子になりうるのです．ということは，分節性硬化が1つでも見られた場合，分節性硬化が見られない糸球体にも目に見えないレベルでポドサイトを中心とした濾過障壁の障害は起こり続けているということを意味しています．

では，分節性硬化の存在が腎予後にどのような影響をもたらすのか，疾患ごとに見ていきます．

IgA 腎症

IgA 腎症において，分節性硬化はしばしばみられる病変です．

Oxford 分類[28]でも，日本の IgA 腎症診療指針第３版[29]でも分節性硬化は共通の強力な予後不良因子です[30][31][32]．また，Bellur らは同じ Oxford 分類の中でも segmental sclerosis（S1）がある患者に限って，分節性硬化の場所，ポドサイトの反応性変化の有無を指標に加えてさらに詳細に分析した結果，分節性硬化が尿細管極に近い，あるいはポドサイトの反応がある症例ほど予後が不良であったことを報告しています[33]．もし IgA 腎症の患者さんで，組織中に分節性硬化の割合が多かった場合，積極的な治療と良好な腎予後が必ずしも結びつかない可能性も患者さんに伝えておかなくてはいけません．

膜性腎症

膜性腎症でも分節性硬化は強力な予後不良因子です．通常の膜性腎症に加えて分節性硬化を合併している膜性腎症の患者は血圧も高く，また，膜性腎症の Stage も進んだ症例が多く蛋白尿の寛解率もきわめて悪いことが報告されました[34]．また，Guptaらは膜性腎症の組織において分節性硬化の有無と糸球体肥大の関連を示しました[35]．糸球体肥大はadaptive FSGSの原因として代表的なものであり，膜性腎症における二次性FSGSの潜在的な素地である可能性を示しました．別の検討では，Moritaらによって分節性病変の有無での臨床パラメータや内皮障害の程度の差異が組織学的に明らかにされました[36]．

ループス腎炎

ループス腎炎では，ISN/RPS分類[37]を用いた検討で，分節性硬化や線維性半月体を含めた慢性病変が含まれる割合が多いClass Ⅳ-G（C）の方が，同じClass Ⅳ-G（A/C）よりもクレアチニンの倍化率がはるかに高く，重要な腎予後不良因子であることが示されています[37][38]．また，同じ糸球体サブクラスでも糸球体径が大きい患者群の方が，10年間の観察期間での寛解導入率が悪いという報告もあります[39]．つまり，ループス腎炎においても糸球体肥大がISN/RPS分類の予後規定因子である分節性硬化や全節性硬化の潜在的な発生素地となる可能性があり，ループス腎炎における分節性硬化の有無を論じるときは糸球体径にも着目すべきであるという見方も出てきました．

ANCA関連血管炎

ANCA関連ではEUVAS分類[40]が発表される以前に，ループス腎炎の組織スコアリングを改良したシステムで間質線維化と尿細管萎縮それぞれでスコアをつけ，chronicity index（CI）として算出，検討した報告があります[41]．この報告では治療開始から2年以後の経過で，CIが高い症例ほど透析導入との強い相関がみられています[41]．

肥満関連腎症

肥満関連腎症も糸球体肥大とFSGSを合併することがありますが，本疾患に関しては分節性硬化の有無で予後に有意な差はないとされています[42]．

まとめ：分節性硬化を見逃さない

病変の成り立ちから考えると，結節性病変と分節性硬化は全くの別物であり，それぞれ患者さんの腎予後に対して意味するものも大きく異なることがわかりました．とくに，分節性硬化はさまざまな疾患に共通な腎予後不良因子ではありますが，そもそもの成因が濾過障壁（ポドサイト）の障害に端を発した創傷治癒の結果であり，分節性硬化の存在は，光顕では見えないレベルでの濾過障壁のダメージを表す氷山の一角であることを臨床医は意識しなくてはいけません．

コラム 2　MCNS と FSGS は組織学的にどこまで鑑別できる？

ネフローゼ症候群を呈する症例で，腎生検では光顕で minor glomerular abnormality（分節性硬化なし），IF でも有意な沈着がなく，電顕でも足突起消失以外の特異所見が見つからなかった場合，通常は微小変化型ネフローゼ症候群（MCNS）と診断されます．しかし，その後の臨床経過でステロイド治療にも抵抗性で，頻回に再発を繰り返すようなケースでは「背景に FSGS が隠れていたのではないか？」というディスカッションにしばしばなります．しかし，腎生検で分節性硬化を呈する糸球体が標本内になかった場合，組織学的側面からはどのように FSGS の可能性を追求していけばいいのでしょうか？　そして，組織のみでどこまで MCNS と FSGS を鑑別していけるのでしょうか？

着眼点としては，次の 3 点です．

①足突起消失の程度
②ポドサイトの脱落範囲
③ボウマン嚢上皮細胞のマーカー

①足突起消失の程度

電子顕微鏡写真における足突起の消失は，MCNS，FSGS いずれにも共通の所見ではありますが，実はこの消失の範囲が MCNS よりも FSGS の方でより広範囲であることが示されました[43]．また，同じ FSGS であっても，バリアントによって足突起の消失範囲が異なることも示し，特に動脈硬化に伴って起こった Perihilar バリアントは他の FSGS と類似しても，足突起消失は部分的にしか起こらず，MCNS や一次性 FSGS と比較してもその範囲は有意に狭いということが示されました[43][44]．ポドサイト障害の程度によってバリアントの多様性が生まれてくるだけでなく，臨床的な蛋白尿の多さも説明できることが示唆され大変重要な知見です．

②ポドサイトの脱落範囲

本章でも示した通り，分節性硬化の始まりは，ポドサイトの喪失が起点となることがわかっていますので[23]，ポドサイトの剝離という着眼点からTaneda らは FSGS の方がポドサイトの剝離範囲がより広いことを報告しました[45]．また，同論文では内皮障害の程度が FSGS でより強いことも示されました．ポドサイトと内皮細胞という，基底膜を隔てて存在するこの両者は機能的にも密接に相互関連しており[46]，ポドサイト障害に続いて内皮障害が起こることも臨床標本の中でも検証されました．

③ボウマン囊上皮細胞のマーカー

Smeets らは，FSGS の病変形成過程において，ポドサイトが剝離した部分にはボウマン囊上皮細胞（parietal epithelial cell：PEC）が移動し，その部分に自らが産生した細胞外基質を貼り付けて分節性硬化に至らせる重要な機能があることを報告しました[21]．さらに，同グループは臨床的な観点から，MCNS，FSGS の両疾患の糸球体において PEC のマーカー染色を行い，光顕で MCNS と診断された症例のおよそ 25%に PEC マーカーが陽性となることを明らかにし，新たな FSGS 診断ツールとしての有用性を提示しました[47]．

また，Kuppe らは MCNS や FSGS 以外の腎疾患（糖尿病性腎症，ループス腎炎，MPGN，アミロイドーシスなど）でも糸球体内にボウマン囊上皮細胞のマーカーを発現している細胞の頻度も検証し，多くの疾患で潜在的な FSGS 病変があることを示しました[22]．原疾患が FSGS の腎不全に対して腎移植を受けた患者さんでも，早期に再発をした群では移植腎の生検において分節性硬化が見られない糸球体内にも PEC のマーカー（CD44）陽性の細胞が有意に多いことが示されています[22][48]．これらの結果から，MCNS と FSGS を組織学的に鑑別するうえでも PEC のマーカーは重要な指標となりそうです．

①〜③のポイントに着目することで，MCNS と FSGS はより高い精度をもって組織学的に分類できる可能性が示唆されましたが，今後もさらなる検討が求められます．

[Reference]

❶ Nasr SH, D'Agati VD. Nodular glomerulosclerosis in the nondiabetic smoker. J Am Soc Nephrol. 2007; 18: 2032-6.
❷ Wahab NA, Schaefer L, Weston BS, et al. Glomerular expression of thrombospondin-1, transforming growth factor beta and connective tissue growth factor at different stages of diabetic nephropathy and their interdependent roles in mesangial response to diabetic stimuli. Diabetologia. 2005; 48: 2650-60.
❸ Keeling J, Herrera GA. An in vitro model of light chain deposition disease. Kidney Int. 2009; 75: 634-45.
❹ Mur C, Claria J, Rodela S, et al. Cigarette smoke concentrate increases 8-epi-PGF2alpha and TGFbeta1 secretion in rat mesangial cells. Life Sci. 2004; 75: 611-21.
❺ Said SM, Sethi S, Valeri AM, et al. Renal amyloidosis: origin and clinicopathologic correlations of 474 recent cases. Clin J Am Soc Nephrol. 2013; 8: 1515-23.
❻ Motwani SS, Herlitz L, Monga D, et al. Paraprotein-related kidney disease: glomerular diseases associated with paraproteinemias. Clin J American Soc Nephrol. 2016; 11: 2288-94.
❼ Shiiki H, Shimokama T, Yoshikawa Y, et al. Renal amyloidosis. Correlations between morphology, chemical types of amyloid protein and clinical features. Virchows Arch A, Pathol Anat Histopathol. 1988; 412: 197-204.
❽ Tervaert TW, Mooyaart AL, Amann K, et al. Pathologic classification of diabetic nephropathy. J Am Soc Nephrol. 2010; 21: 556-63.
❾ Mise K, Hoshino J, Ubara Y, et al. Renal prognosis a long time after renal biopsy on patients with diabetic nephropathy. Nephrol Dialy Transplant. 2014; 29: 109-18.
❿ Churg J. Pathology of glomerulonephritis. Bull N Y Acad Med. 1970; 46: 761-8.
⓫ D'Agati VD, Kaskel FJ, Falk RJ. Focal segmental glomerulosclerosis. N Engl J Med. 2011; 365: 2398-411.
⓬ D'Agati VD, Fogo AB, Bruijn JA, et al. Pathologic classification of focal segmental glomerulosclerosis: a working proposal. Am J Kidney Dis. 2004; 43: 368-82.
⓭ D'Agati VD, Alster JM, Jennette JC, et al. Association of histologic variants in FSGS clinical trial with presenting features and outcomes. Clin J Am Soc of Nephrol. 2013; 8: 399-406.
⓮ Kwon YE, Han SH, Kie JH, et al. Clinical features and outcomes of focal segmental glomerulosclerosis pathologic variants in Korean adult patients. BMC Nephrol. 2014; 15: 52.
⓯ Swarnalatha G, Ram R, Ismal KM. Focal and segmental glomerulosclerosis: does prognosis vary with the variants? Saudi J Kidney Dis Transp. 2015; 26: 173-81.
⓰ Kriz W, Gretz N, Lemley KV. Progression of glomerular diseases: is the podocyte the culprit? Kidney Int. 1998; 54: 687-97.
⓱ Nagata M. Podocyte injury and its consequences. Kidney Int. 2016; 89: 1221-30.
⓲ Smeets B, Uhlig S, Fuss A, et al. Tracing the origin of glomerular extracapillary lesions from parietal epithelial cells. J Am Soc Nephrol. 2009; 20: 2604-15.
⓳ Suzuki T, Matsusaka T, Nakayama M, et al. Genetic podocyte lineage reveals progressive podocytopenia with parietal cell hyperplasia in a murine model of cellular/collapsing focal segmental glomerulosclerosis. Am J Pathol. 2009; 174: 1675-82.
⓴ Ueno T, Kobayashi N, et al. Aberrant Notch1-dependent effects on glomerular

parietal epithelial cells promotes collapsing focal segmental glomerulosclerosis with progressive podocyte loss. Kidney Int. 2013; 83: 1065-75.
㉑ Smeets B, Kuppe C, Sicking EM, et al. Parietal epithelial cells participate in the formation of sclerotic lesions in focal segmental glomerulosclerosis. J Am Soc Nephrol. 2011; 22: 1262-74.
㉒ Kuppe C, Grone HJ, Ostendorf T, et al. Common histological patterns in glomerular epithelial cells in secondary focal segmental glomerulosclerosis. Kidney Int. 2015; 88: 990-8.
㉓ 上野智敏，坂本和雄，乳原善文，他．ポドサイト障害と糸球体瘢痕．腎と透析．2015; 78: 404-8.
㉔ Taneda S, Honda K, Uchida K, et al. Histological heterogeneity of glomerular segmental lesions in focal segmental glomerulosclerosis. Int Urol Nephrol. 2012; 44: 183-96.
㉕ Stokes MB, Valeri AM, Markowitz GS, et al. Cellular focal segmental glomerulosclerosis: Clinical and pathologic features. Kidney Int. 2006; 70: 1783-92.
㉖ Tsuboi N, Utsunomiya Y, Hosoya T. Obesity-related glomerulopathy and the nephron complement. Nephrol Dial Transplant. 2013; 28 Suppl 4: iv108-13.
㉗ Chen HM, Li SJ, Chen HP, et al. Obesity-related glomerulopathy in China: a case series of 90 patients. Am J Kidney Dis. 2008; 52: 58-65.
㉘ Roberts IS, Cook HT, Troyanov S, et al. The Oxford classification of IgA nephropathy: pathology definitions, correlations, and reproducibility. Kidney Int. 2009; 76: 546-56.
㉙ 厚生労働科学研究費補助金難治性疾患克服研究事業 進行性腎障害に関する調査研究班報告 IgA 腎症分科会．IgA 腎症診療指針 -第 3 版-. 日本腎臓学会誌 . 2011; 53: 123-35.
㉚ Shi SF, Wang SX, Jiang L, et al. Pathologic predictors of renal outcome and therapeutic efficacy in IgA nephropathy: validation of the oxford classification. Clin J Am Soc Nephrol. 2011; 6: 2175-84.
㉛ Coppo R, Troyanov S, Bellur S, et al. Validation of the Oxford classification of IgA nephropathy in cohorts with different presentations and treatments. Kidney Int 2014; 86: 828-36.
㉜ Lv J, Shi S, Xu D, et al. Evaluation of the Oxford Classification of IgA nephropathy: a systematic review and meta-analysis. Am J Kidney Dis. 2013; 62: 891-9.
㉝ Bellur SS, Lepeytre F, Vorobyeva O, et al. Evidence from the Oxford Classification cohort supports the clinical value of subclassification of focal segmental glomerulosclerosis in IgA nephropathy. Kidney Int 2017; 91: 235-43.
㉞ Dumoulin A, Hill GS, Montseny JJ, et al. Clinical and morphological prognostic factors in membranous nephropathy: significance of focal segmental glomerulosclerosis. Am J Kidney Dis. 2003; 41: 38-48.
㉟ Gupta R, Sharma A, Mahanta PJ, et al. Focal segmental glomerulosclerosis in idiopathic membranous glomerulonephritis: a clinico-pathological and stereological study. Nephrol Dial Transplant. 2010; 25: 444-9.
㊱ Morita M, Mii A, Shimizu A, et al. Glomerular endothelial cell injury and focal segmental glomerulosclerosis lesion in idiopathic membranous nephropathy. PloS One. 2015; 10: e0116700.
㊲ Weening JJ, D'Agati VD, Schwartz MM, et al. The classification of glomerulonephritis in systemic lupus erythematosus revisited. J Am Soc Nephrol. 2004; 15: 241-50.
㊳ Hiramatsu N, Kuroiwa T, Ikeuchi H, et al. Revised classification of lupus nephritis is valuable in predicting renal outcome with an indication of the

proportion of glomeruli affected by chronic lesions. Rheumatology (Oxford, England). 2008; 47: 702-7.
㊴ Hanaoka H, Kuwana M, Takeuchi T. Glomerulomegaly in lupus nephritis: a prognostic marker for renal outcomes. Int J rheum Dis. 2015; 18: 768-75.
㊵ Berden AE, Ferrario F, Hagen EC, et al. Histopathologic classification of ANCA-associated glomerulonephritis. J Am Soc Nephrol. 2010; 21: 1628-36.
㊶ Neumann I, Kain R, Regele H, et al. Histological and clinical predictors of early and late renal outcome in ANCA-associated vasculitis. Nephrol Dial Transplant. 2005; 20: 96-104.
㊷ Kambham N, Markowitz GS, Valeri AM, et al. Obesity-related glomerulopathy: an emerging epidemic. Kidney Int. 2001; 59: 1498-509.
㊸ Deegens JK, Dijkman HB, Borm GF, et al. Podocyte foot process effacement as a diagnostic tool in focal segmental glomerulosclerosis. Kidney Int. 2008; 74: 1568-76.
㊹ Kfoury H. Epithelial cell foot process effacement in podocytes in focal and segmental glomerulosclerosis: a quantitative analysis. Ultrastruct Pathol. 2014; 38: 303-8.
㊺ Taneda S, Honda K, Ohno M, et al. Podocyte and endothelial injury in focal segmental glomerulosclerosis: an ultrastructural analysis. Virchows Arch. 2015; 467: 449-58.
㊻ Kobayashi N, Ueno T, Ohashi K, et al. Podocyte injury-driven intracapillary plasminogen activator inhibitor type 1 accelerates podocyte loss via uPAR-mediated beta1-integrin endocytosis. Am J Physiol Renal Physiol. 2015; 308: F614-26.
㊼ Smeets B, Stucker F, Wetzels J, et al. Detection of activated parietal epithelial cells on the glomerular tuft distinguishes early focal segmental glomerulosclerosis from minimal change disease. Am J Pathol. 2014; 184: 3239-48.
㊽ Fatima H, Moeller MJ, Smeets B. Parietal epithelial cell activation marker in early recurrence of FSGS in the transplant. Clin J Am Soc Nephrol. 2012; 7: 1852-8.

CHAPTER 4

免疫蛍光染色の見方と考え方
―局在しだいで形が決まる―

免疫蛍光染色（immunofluorescence：IF）の目的は「免疫学的機序が腎病変の成り立ちにどのように寄与しているかを形態学的側面から評価すること」です．

IgA腎症や抗基底膜抗体腎炎などではIFでの沈着所見が最終診断に必要ですし，膜性腎症や膜性増殖性糸球体腎炎，ループス腎炎などをはじめとした免疫複合体関連糸球体腎炎でも沈着の種類や局在，そしてその形態が確定診断に有用です．一方，微小変化型ネフローゼ症候群やpauci-immune型血管炎ではIFで有意な陽性所見がないことをもって診断を行います．つまりIFは陽性であることでも意味があり，陰性であることでも意味がある検査なのです．

病理診断書におけるIFの記載方法は具体的なルールがあり，基本的にはこれに則って所見が記述されます[1]．

蛍光染色書見記載に関するガイドライン
標本に含まれる糸球体数と硬化その他所見の有無
染色の強度は±，1+，2+，3+で表す
染色のパターンを明記する（顆粒状，線状，線状様，強線状，散在性）
沈着の分布を明記する（全節性 or 分節性，メサンギウム and/or 係蹄壁）
間質・尿細管基底膜への沈着の有無
分節性硬化へのC3やIgM沈着の有無
内因性物質（アルブミン・TPH・糸球体基底膜・血管内C3・IgAを含む尿細管内円柱）の有無

(Sethi S, et al. J Am Soc Nephrol. 2016；27：1278-87[1])

腎生検後，光顕のプレパラートが返ってくるよりも先にIFの写真が出来上がるという施設も多いかと思います．もちろんIFの写真だけでは病理診断はできませんが，光顕を見る上でかなりの情報を得ることができるのも事実です．

IF写真を見る際のポイントは，①糸球体のどこに，②どのような様式で，③何が沈着しているか，この3ステップに当てはめて考えることと，電顕像を意識しながらIFを見ること，の2点です．

IFを見るための3ステップ

先程の3ステップの見方をより具体的に書くと，
①どこに→沈着の局在（糸球体のどの部分に），
②どのように→沈着の形態（顆粒状，線状など），
③何が→沈着の質（免疫グロブリンや補体の種類），
これらの用語を組み合わせて書きます．
まず①②の組み合わせによって，疾患ごとにある程度のパターンが存在します．

1. ①どこに&②どのように沈着しているか？–沈着の局在と形態–

まず，糸球体の中で免疫複合体の沈着が起こりうる部位は“メサンギウム”と“糸球体係蹄”の2部位に大別され，さらに電子顕微鏡レベルで細分化すると下記の5カ所があります．

メサンギウム沈着→メサンギウム領域，パラメサンギウム領域のどちらか？
糸球体係蹄沈着→上皮下，基底膜内，内皮下のどこか？．

実際にIFの所見を記述する場合は，大きく分けて「メサンギウム沈着なのか」もしくは「係蹄壁沈着なのか」の2種類です．

まずこの両者を見分けるには，「沈着によって糸球体の輪郭が追えるかどうか」が1つの目安になります．糸球体は毛細血管の集合体で，1つの球体と見立てると，構造学的にはメサンギウムはそれら毛細血管を束ねる骨格であり，表面からは一層内側に存在しています．一方，毛細血管係蹄は“球”の表面を形成しており，つまり係蹄は糸球体の輪郭そのものを形成するため係蹄沈着は文字通りIF写真でも糸球体の輪郭が追えるような沈着様式をとります．この見方で感覚的にメサンギウム沈着なのか係蹄沈着なのかがわかります．

実際に写真を見てみましょう 図 4-1．A と B，どちらがメサンギウム沈着でどちらが係蹄沈着でしょうか．

図 4-1

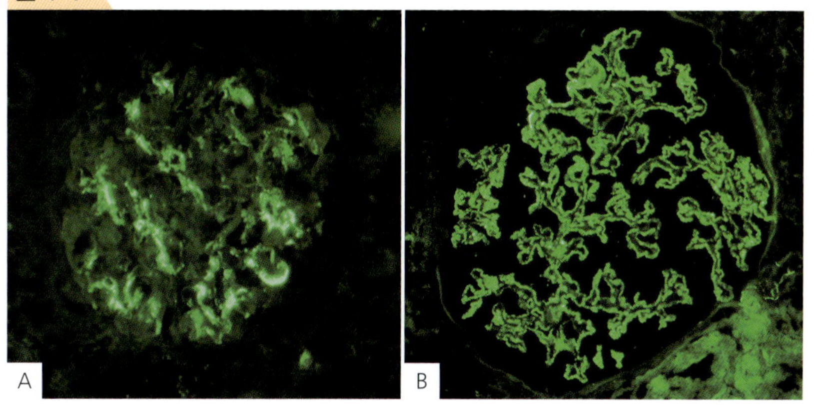

A の写真はバックグラウンドの糸球体の輪郭よりもやや内側に塊状に不規則に分布する沈着が見られます．そして，沈着だけを辿っていっても糸球体全体の輪郭が見えてきません．一方，B の写真は糸球体全体にわたって微細な粒状の沈着が，糸球体の輪郭をはっきりと縁取るような分布で存在しています．これが係蹄沈着の見え方です．したがって B が係蹄沈着（68 歳女性，原発性膜性腎症，IgG 染色）で，A がメサンギウム沈着（24 歳女性，IgA 腎症，IgA 染色）ということになります．

こうして沈着の局在を大まかに判断したら，次に沈着の「形」に着目し，場所をさらに絞っていきます．沈着の形は部位によって変化するため，病理診断にとても重要な情報となります．

ここから先は，メサンギウム沈着，係蹄沈着についてそれぞれ解説していきます．

メサンギウム沈着

メサンギウム沈着は IgA 腎症，ループス腎炎，膜性増殖性糸球体腎炎，溶連菌感染後腎炎などのさまざまな糸球体腎炎でみられる代表的な沈着様式です．メサンギウム沈着は，厳密には①メサンギウム基質領域と，②パラメサンギウム領域の 2 種類に分けられます．

メサンギウム基質領域沈着

メサンギウム沈着といっても，メサンギウム細胞に直接沈着するのではなく，メサンギウム細胞が周囲に作り出した基質内に沈着したものを指します．そして，メサンギウム細胞増殖の程度や基質産生の多少によって沈着するスペースが変化しうるため，この沈着スペースの多様性がメサンギウム沈着の形態の多様性に寄与しています．その結果，メサンギウム沈着は形が不整で一定でなく，塊状であったり，細長かったり，あるいは顆粒状であったり，大きさや形もさまざまです．では，実際の写真を見ていきましょう 図 4-2．

図 4-2 38 歳男性　IgA 腎症の患者さんの IgA 染色

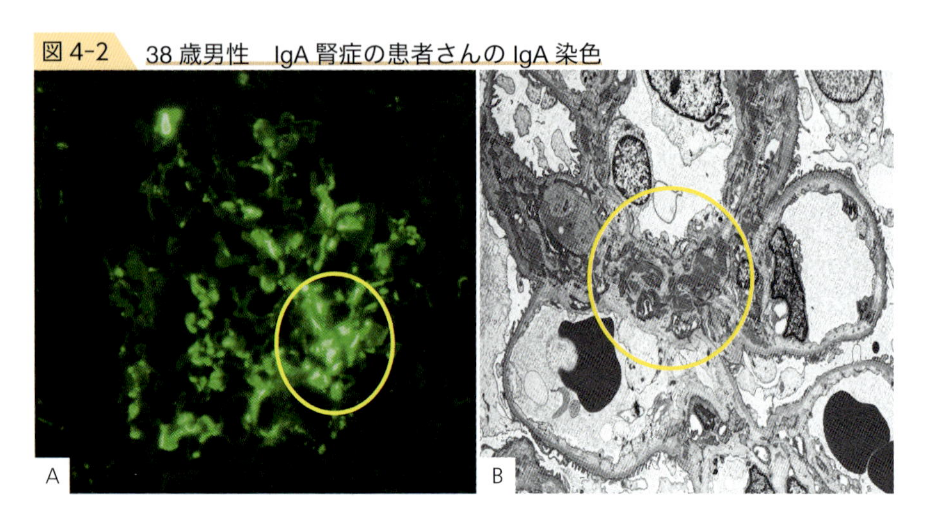

5 時の方向を中心に大小不揃い沈着が不規則にみられます（A，黄色丸）．バックグラウンドの係蹄壁には沈着が見られず，係蹄が追えませんので，これはメサンギウム沈着です．沈着のひとつひとつは不整型で，塊状のものや細長いもの，粒状のものなど，さまざまです．5 時方向はおそらく血管極に相当し，メサンギウム基質が豊富な場所であるという点からもこれらはメサンギウム沈着であると考えられます．

電顕で見てみると（B），IF の所見と同じようにメサンギウム基質領域に大小不同の高電子密度の沈着が見られ，これがそのまま IF においてさまざまな形のメサンギウム沈着として可視化されているのです．

次の写真を見てみましょう 図 4-3 .

図 4-3　32 歳女性　ループス腎炎（ISN/RPS 分類 Class Ⅱ）の C1q 染色

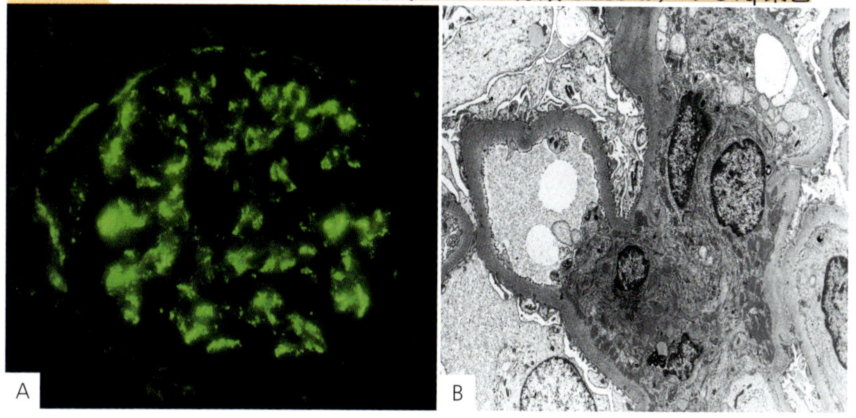

これもバックグラウンドの係蹄壁には沈着が見られず沈着をたどっても係蹄の輪郭が追えないため，これらはメサンギウム沈着であることがわかります．沈着自体は大小不同で，不規則な形です．先程の症例に比べてひとつひとつが微細な粒状のものが多いですが，B の電顕写真で見てもメサンギウム領域には小さな沈着が多く，その中に塊状のものが散在しているという様式です．

この 2 例を見比べただけでも同じメサンギウム沈着でも沈着の大きさや形が症例によってさまざまであることがわかります．

パラメサンギウム沈着

つづいて，もう 1 つのメサンギウム沈着であるパラメサンギウム沈着を見ていきます．

パラメサンギウム領域は文字通りメサンギウム領域の周辺を指し，メサンギウム領域と糸球体基底膜が解剖学的に接し，かつ内皮細胞とメサンギウム領域の境目の部分とも言えます．この部分は毛細血管から血漿成分が浸み出た成分が貯留しやすく（いわゆる“滲みこみ病変”といわれるものです），沈着の形態としてはメサンギウム沈着と，後述する内皮下沈着の中間のようなイメージです．メサンギウム沈着と同様に，パラメサンギウム沈着も辺縁が不整なものから比較的整なものまで形態に幅があります．パラメサンギウム領域への沈着は IgA 腎症の初期などで特徴的で，この領域の沈着が成長して半球状沈着物（hemispheric nodule）となり，同時にメサンギウム領域へも沈着が拡大していきます．ループス腎炎ではIgGをはじめさまざまな免疫グロブリンや補体が同領域に沈着し，巣状分節性糸球体硬化症では滲出性病変としてIgMがパラメサンギウム沈着となります．

では実際の写真を見ていきます 図4-4．

図4-4　56歳男性　肝硬変に合併したIgA腎症のIgA染色

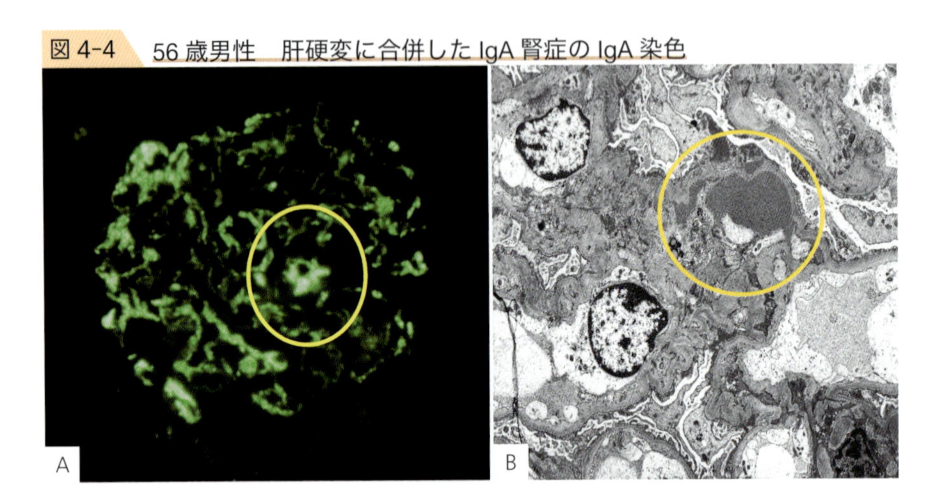

このIF写真では，まず糸球体の辺縁が追えない分布からメサンギウム領域の沈着であることは大まかに認識できます．よほど特徴的な半球状沈着などを除いては，一般的にIFの写真だけではメサンギウム沈着なのかパラメサンギウム沈着なのかを判別することは困難です．ただし，本症例の沈着（Aの丸印）は同じ糸球体の他の部分の沈着と違ってひと粒が大きい印象があります．これを電顕で見ると（B），糸球体毛細血管とメサンギウム領域の境目の部分に大きな半球状の沈着が見られ，パラメサンギウム沈着ということがわかります．

係蹄沈着

最初の段階の「糸球体の辺縁が追えるかどうか」で追えた場合，係蹄壁の沈着であることが予想されますが，次にその「形」から上皮下沈着なのか，膜内沈着なのか，内皮下沈着なのか局在を考えます．これは，基底膜病変の項で確認した，「病変が起こりうる箇所」に一致します．つまり，①上皮下，②基底膜内，③内皮下のいずれかへの沈着ということです．

図 4-5　係蹄沈着が起こりうる部分は 3 つある（再掲）

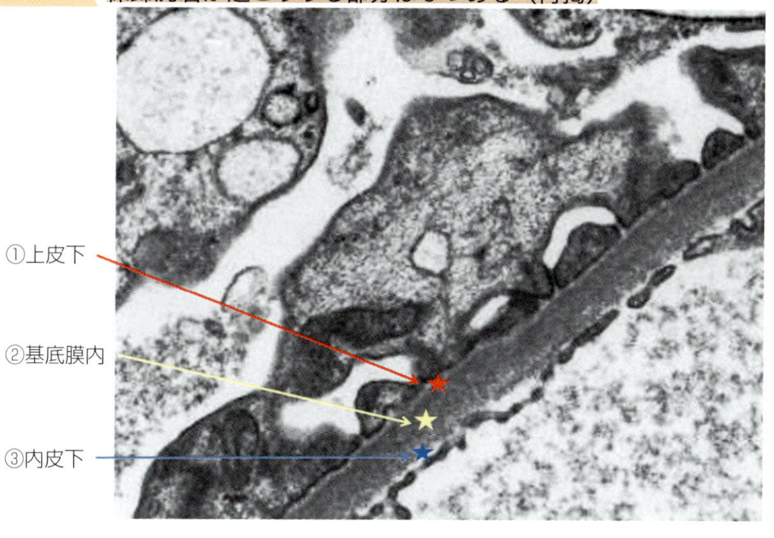

上皮下沈着

まず最初に上皮化沈着です．糸球体上皮細胞と基底膜外透明層（lamina rara externa）の間に，典型的には IgG や C3 といった免疫複合体が沈着したものです．膜性腎症やループス腎炎 V 型などでの特徴的な所見です．

図 4-6　65 歳女性　原発性膜性腎症　IgG 染色

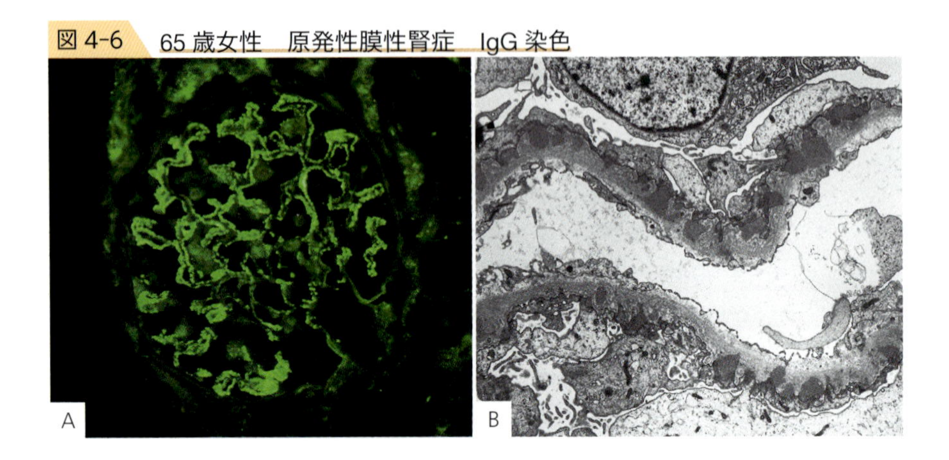

沈着によって糸球体の輪郭が追える形式の分布で係蹄沈着です．沈着のひとつひとつは小さな粒状です．

B の電顕で見ると基底膜全体にわたって糸球体上皮細胞下に高電子密度沈着を多数認めます．

ところで，なぜ上皮化沈着は IF で粒状に見えるのでしょうか？

それは，電顕で見てもわかるように上皮下沈着は上皮細胞と基底膜の外透明層の間のごく限られたスペースに起こり，続いて基底膜が反応性に肥厚し，沈着物を被包化して消化しようとします．いわば肥厚した基底膜によって，沈着ひとつひとつが個包装されるようなイメージで包まれます．その結果として，IF で沈着は小さな粒々（顆粒状）に見えるのです．

膜内沈着

膜内沈着は基底膜の緻密層（lamina densa）の内部に沈着が起こるものです．膜内沈着には，大きく分けて２種類があります．

１つめは，上皮化沈着が膜内に移行したものです 図 4-7 ．

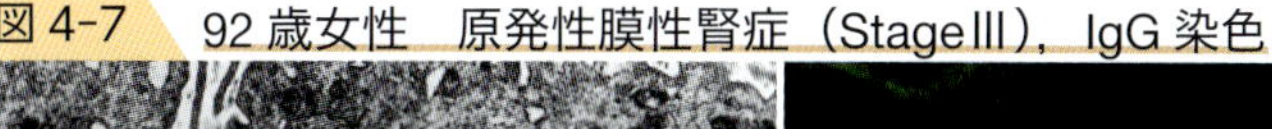
図 4-7 92 歳女性　原発性膜性腎症（StageⅢ），IgG 染色

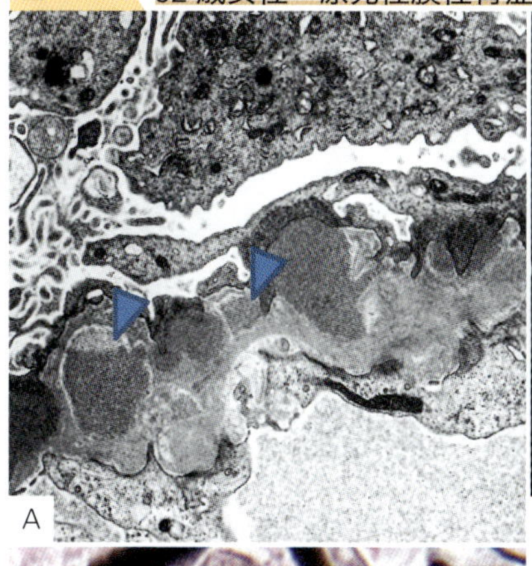

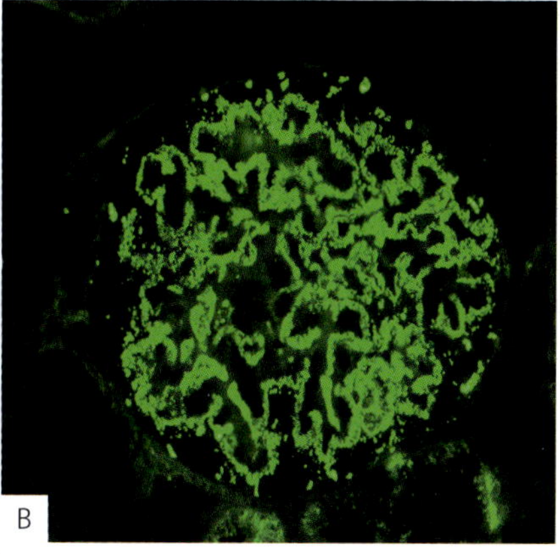

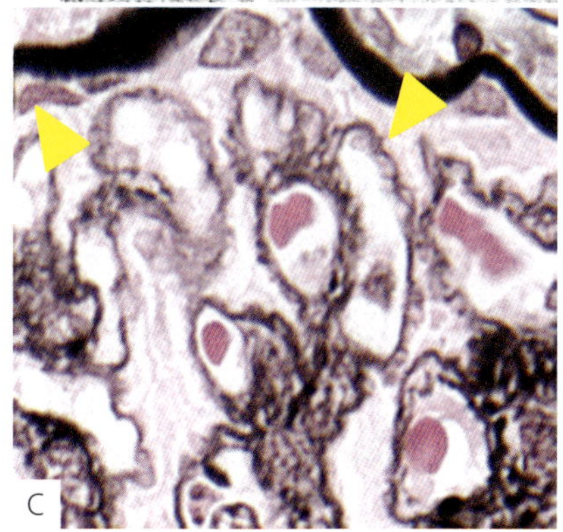

上皮下沈着が伸長した基底膜によって被包化されて膜内に移行し（A：青矢印），写真 B の IF では粒状に見えます．緻密層は基底膜の主な構成成分である，Ⅳ型コラーゲンやラミニンでできていますが，その部分に個包装された沈着物が押し込まれるため，その部分は基質ではなくなります．その結果，光顕の PAM 染色では基質ではない膜内沈着の部分が抜けて見え，鎖状の虫食い像になります（C：黄矢印）．

JCOPY 498-22434

もう１つの膜内沈着の様式としては，膜内を主座として緻密層全体に沈着が起こるものです 図 4-8．

図 4-8　19 歳女性　Dense deposit disease，C3 染色

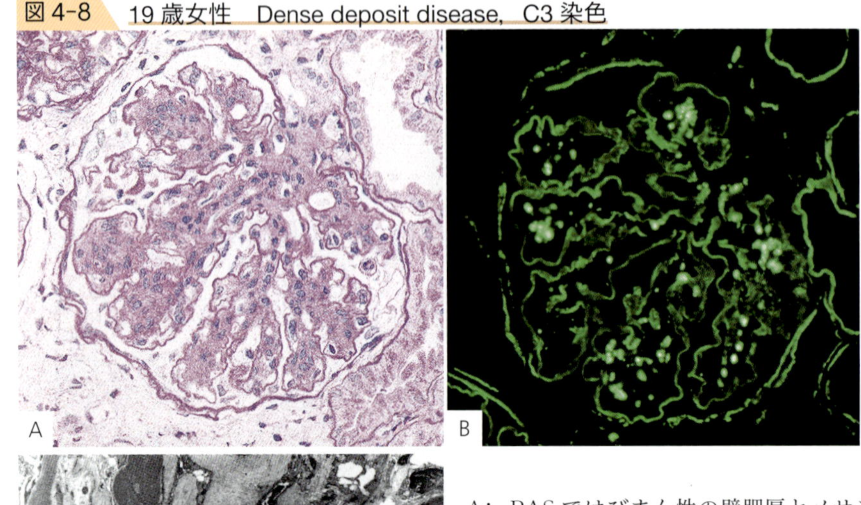

A：PAS ではびまん性の壁肥厚とメサンギウム細胞の増殖が見られます．

B：IF では C3 が糸球体の係蹄を連続した１本の線で縁取りするように陽性像を示します．これは，線状（liner：リニア）と呼ばれる所見です．lamina densa を置き換えるように分布するため band like とも，リボン状とも呼ばれる線状よりも太い帯状の沈着として見えます[3,4]．

C：電顕ではオスミウム強陽性（通常の免疫複合体などと比較し非常に黒が濃い）沈着が lamina densa を置き換えるように連続性に存在しています．こうした所見は DDD 以外にも fibrillally glomerulonephritis でも見られる所見です．

緻密層全体が沈着で置き換えられてしまうような著明な沈着をきたす，代表的な疾患として，dense deposit disease（DDD）や C3 腎症があります．これらは近年細分類がされつつある膜性増殖性糸球体腎炎（membranoproliferative glomerulonephritis：MPGN）に含まれる疾患で，これまで MPGN TypeⅡと呼ばれたものです[2]．

IF で線状（liner）な所見を呈する疾患で他に有名なのものとして，糖尿病性腎症と抗基底膜抗体腎炎があります．しかし，これは今まで紹介した膜内沈着と

JCOPY 498-22434

は異なる性質を持つものです．というのも，これら疾患ではIFではIgGが線状に陽性像を示しますが，電子顕微鏡で見ると高電子密度沈着が見られないという大変特徴的な乖離があります．厳密にいうと，IFで見えていたものは免疫複合体の沈着ではなく，糖尿病性腎症では内皮細胞および基底膜の透過性亢進によって浸み出した血漿成分であり，抗基底膜抗体腎炎では *in situ* antigen とよばれる膜内存在する抗原に対し免疫グロブリンが結合したものです．したがって両者とも免疫複合体沈着ではないため，電顕では基底膜に deposit が見られないのです．

では，実際に写真を見てみましょう．

図4-9　59歳男性　糖尿症性腎症　Class III，IgG

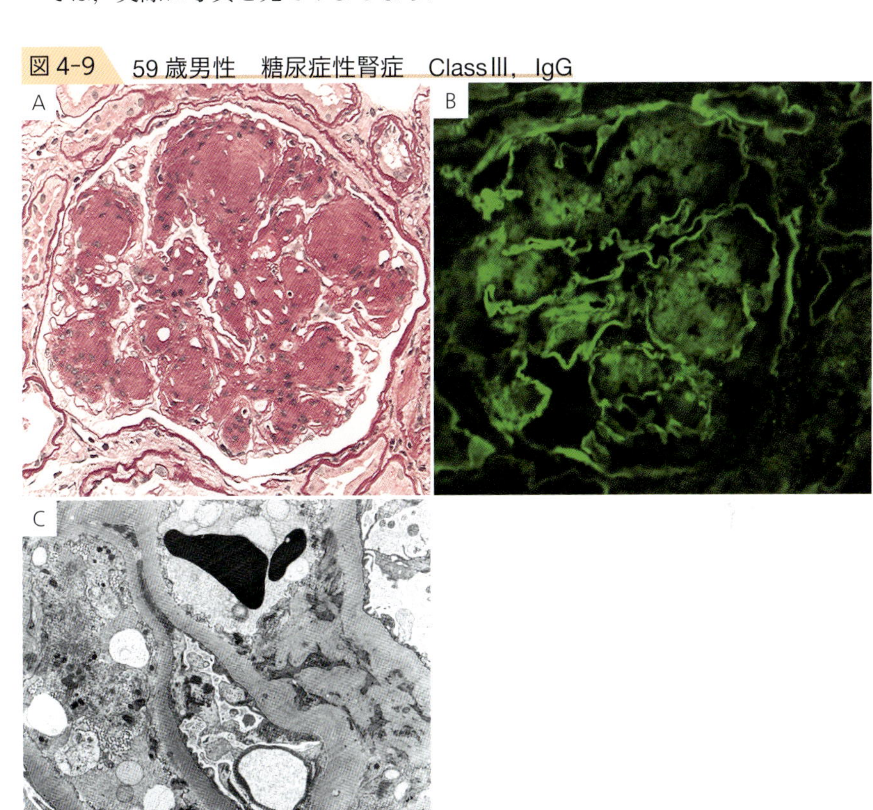

図 4-9A の光顕の PAS 染色では，典型的な Kimmelsteel-Wilson 結節が見られます．

図 4-9B は同じ患者さんの IgG の IF 写真です．光顕で見られた結節性病変を縁取るように IgG の線状の陽性像がみられます．

しかし，電顕では糖尿病性腎症によくみられる基底膜の均一な肥厚以外，沈着らしき高電子密度物質はまったく確認できません 図 4-9C ．これが糖尿病性腎症の特徴的所見である「電顕での沈着を伴わない IgG リニア」の所見です．

続いて，抗基底膜抗体腎炎の症例です 図 4-10 ．

図 4-10　64 歳男性　抗基底膜抗体腎炎，IgG 染色

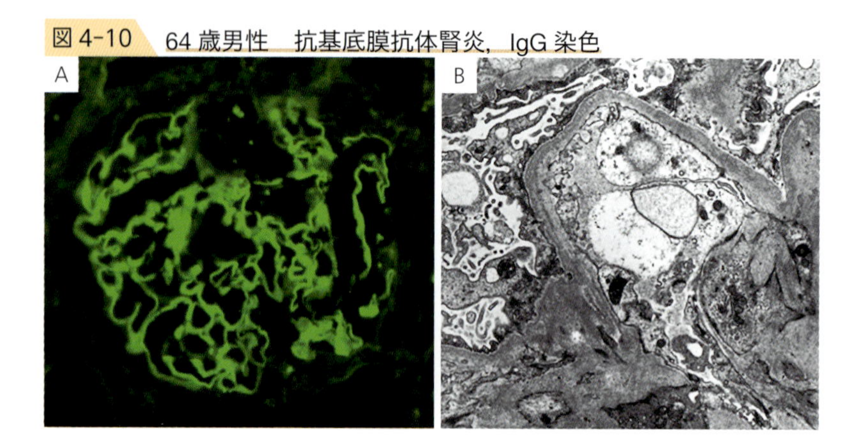

図 4-10A は IgG の IF 写真です．これは抗基底膜抗体病患者さんの標本のうち，半月体といった急性腎炎の変化がほとんど見られない糸球体の IF 写真です．半月体などの糸球体腎炎の所見はありませんが，IgG の線状陽性所見が見られます．

しかし，B の電顕を見てみても，非特異的な内皮下の軽度浮腫性変化以外に免疫複合体らしき沈着は基底膜沈着のどこにも見られません．抗基底膜抗体病というと激しい半月体形成性腎炎を想像しがちですが，すべての糸球体がそうした急性の糸球体腎炎の所見を呈するわけではありません．

✔内皮下沈着

内皮下腔は内皮細胞と基底膜内透明層の間のごく限られたスペースです．

内皮下沈着はその狭いスペースに血液中に循環する免疫複合体などが染み出し，むりやり入り込むため，解剖学的な構造上，係蹄壁に沿うような三日月状あるいはレンズ状の形になります．ループス腎炎の活動性病変のひとつであるwire loop lesionは有名な内皮化沈着のひとつで，形は係蹄壁に沿った三日月状のもので，大きなものではそれらがつながって係蹄全体にみられます 図4-11 ．

電顕で見ても写真のように三日月状になります．内皮下沈着物を認める疾患としてはさまざまなものがあります．

図4-11 ループス腎炎 ISN/RPS 分類 Class Ⅳ-G（A/C），IgG 染色

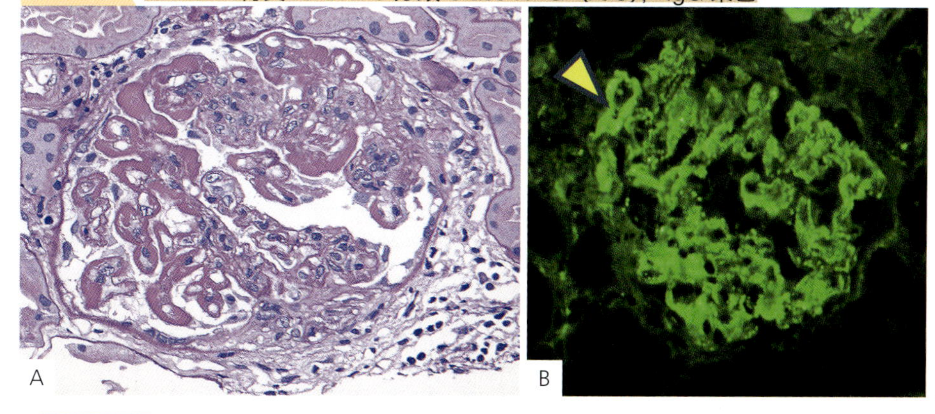

図4-11A の光顕のPAS染色では半月体と，係蹄壁全体に沿った沈着が見られます．Bの IgG の IF 写真を見ると，沈着によって糸球体の輪郭が追えることから，係蹄沈着であることがわかります．では，その形を見てみると，大小さまざまな三日月状です．矢印のものなどは，光顕でもわかるワイヤーループ病変の形そのものです．ただし，ワイヤーループ病変を除いて，内皮下沈着は光顕でははっきり見えず，その有無はIFを見てはじめてわかることが多いため，IFで糸球体係蹄沈着のパターンで三日月状のものが見えたら内皮下沈着を考えます．

次に示すのは軽鎖沈着症（light chain deposition disease：LCDD）のkappa鎖のIF写真です 図4-12．

図4-12 58歳男性 軽鎖沈着症，kappa染色

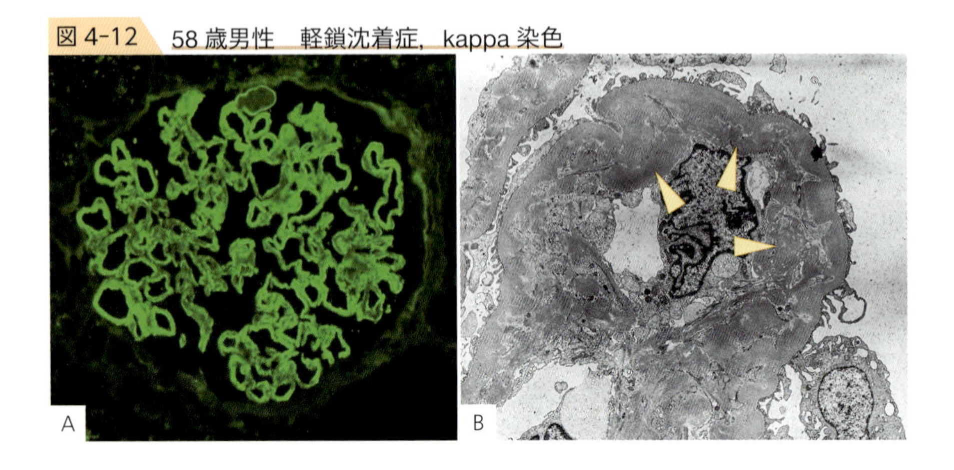

係蹄を縁取りするように沈着が存在しますので，これは係蹄沈着であることがわかります 図4-12A．電顕で見てみると，内皮下を中心に高電子密度が大量に沈着しています（図4-12B 黄色矢印）．内皮下に沈着や浮腫などの病変が起こると光顕では二重化として見えることを基底膜病変の項で説明しましたが，実際この患者さんの光顕を見てみますと，PAM染色で係蹄の二重化がはっきりと現れています（四角枠内，図4-13）．

図4-13

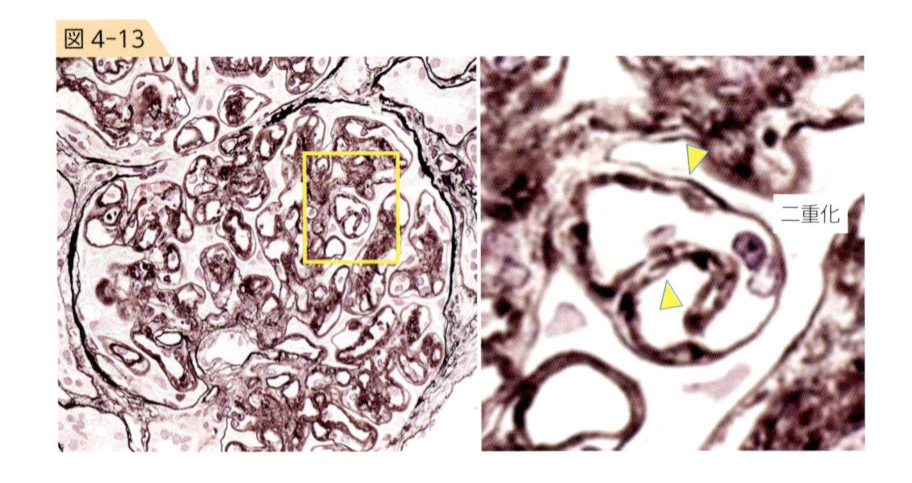

C. 特殊パターン

IF の所見の中には疾患特異的なパターンというものも数としては少ないながら存在します.

図 4-14

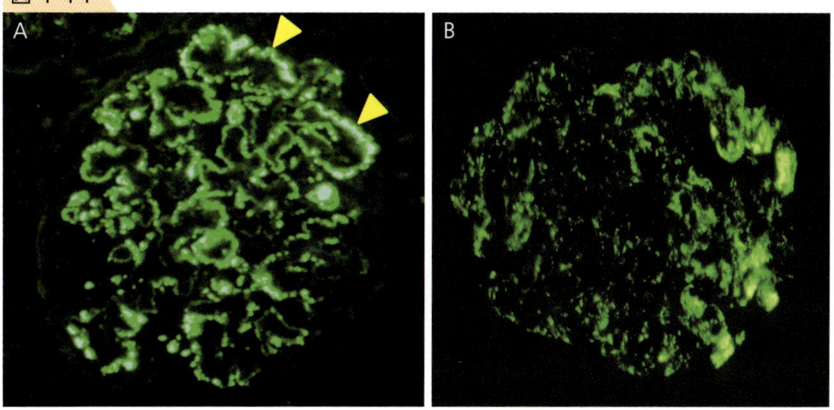

フリンジパターン

図 4-14 A の写真は，42 歳女性の PGNMID（MPGN Type Ⅰ）の患者さんの C3 の IF 写真です．糸球体の輪郭が追えるので，これは係蹄沈着であると考えられます．さらに，糸球体係蹄の粗顆粒状沈着のひとつひとつは三日月状で，非連続性であることから内皮下の沈着が疑われます．しかし，矢印の部分のようにそのいくつかがつながって，房飾り状の連続した沈着像を呈するものです．これが MPGN の時に時々見られるフリンジパターンと呼ばれる IF 所見です．

Starly sky パターン

図 4-14B の写真は，27 歳女性の溶連菌感染後糸球体腎炎の C3 の IF 写真です．メサンギウム領域・係蹄の両方に微細な顆粒状の陽性像を呈し，星空様と表現されるものです．微細とはいえ係蹄にも沈着があるので，糸球体の輪郭もなんとか追えますし，メサンギウムにも大小さまざまな沈着がみられます．なお，Starly sky パターンより顆粒が粗大で分葉状，花冠状の形態を呈するものを Garland パターンとも言い，これも PSAGN などの急性腎炎で見られることがあります．つまり，係蹄にもメサンギウムにも大小さまざまな沈着があることがうかがえます．この糸球体は，左半分は Starly sky パターン，右半分は

Garland パターンと言ってもいいかもしれません．

これまで IF の所見を沈着する局在と形から説明してきましたが，まとめると図 4-15 のようになります．赤はメサンギウム沈着，茶色は上皮下沈着，緑色は膜内沈着，青は内皮化沈着をそれぞれ表しています．

図 4-15

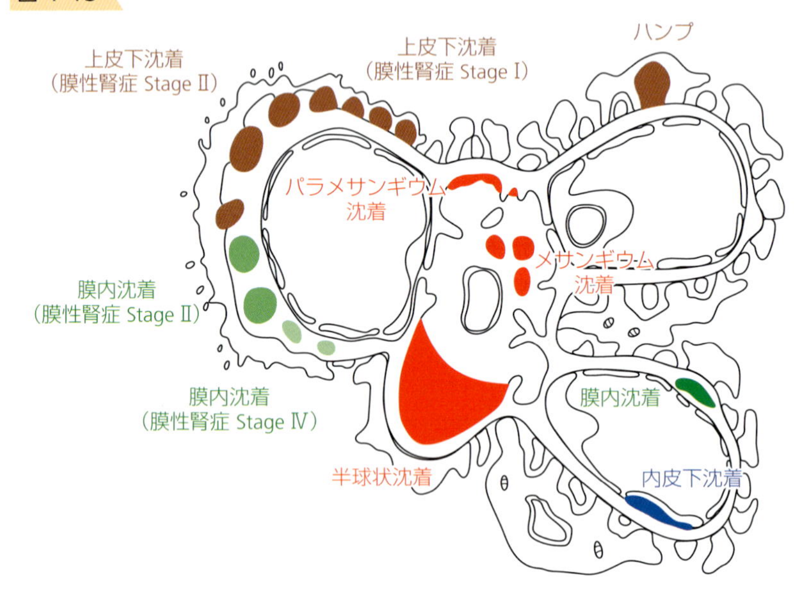

（城 謙輔，ジョーシキ！腎生検電顕アトラス．東京：南山堂；2016 より引用，改変）

JCOPY 498-22434

2. 何が沈着しているか？-沈着の質-

ここまで，形態学的にIF写真を分類して沈着の局在と形態によって鑑別を見てきましたが，やはりそれだけでは限界もあります．そこで，最後に沈着の「質」について見ていきます．この段階では，疾患ごとに何がどのように染まるかをある程度パターン化して頭に入れておくのもひとつです．パターンといっても最低限のもので，沈着部位と沈着する物質の観点から以下のように分類されます．

	メサンギウム沈着	係蹄沈着			分布
		顆粒状（上皮下）	三日月上（内皮下）	線状（膜内）	
IgA 腎症	IgA，C3	—	まれに	—	①
膜性腎症	—	IgG，C3	—	—	②
膜性増殖性糸球体腎炎	IgG，C3			—	①+②
管内増殖性糸球体腎炎	IgG，C3		まれに	—	①+②
ループス腎炎	IgA，IgG，IgM，C3，C1q etc.			—	①+②
糖尿病性腎症	—	—	—	IgG	③
抗基底膜抗体病	—	—	—	IgG	③
DDD	(C3)	—	—	C3（リボン状）	③

分布の①〜③はそれぞれ，①メサンギウム沈着，②係蹄沈着（顆粒状 or 三日月状），③係蹄のみに線状．

まず，基本となる分布様式は①メサンギウム沈着と②係蹄沈着の2種類でした．この沈着の局在2つが基本となり，あとは「沈着の質」との足し算です．

たとえば，膜性増殖性腎症と管内増殖性糸球体腎炎は①＋②の分布で，沈着の質（もの）は主にIgGとC3です．

ループス腎炎は多くの場合①＋②の分布で，沈着するものはありとあらゆる免疫グロブリンとC1qを含む補体系です．**③係蹄のみに線状に染まる疾患**はまず3つだけ覚えます．糖尿病性腎症，抗基底膜抗体病，そしてDDDの3つです．前二者はIgGが染まり，DDDはC3がdominantに染まります．自分で書いておいて言うのもなんですが，こうした表を暗記することにはあまり意味はなく，むしろなぜその沈着がその形式で沈着しているのかを考える方が，病態や病因の理解にはより重要と考えます．

最後に次のIF写真を見て，これまでの流れに沿って評価，おさらいしてみましょう．

～問題～次のIF沈着の局在を考えてみましょう

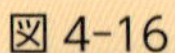
図4-16

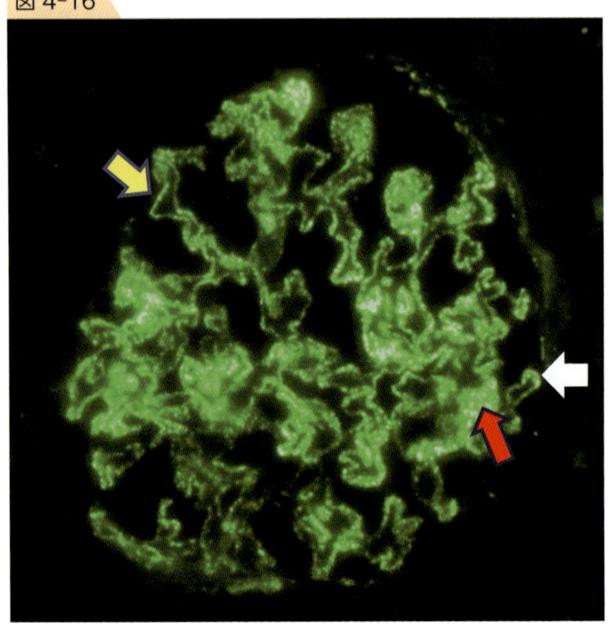

沈着様式から見るとまず糸球体の輪郭が追えるので係蹄沈着はありそうです．係蹄沈着の形から見ると，粒状のもの（黄矢印）と三日月状（白矢印）のものがあり，それぞれ上皮下，内皮下の両方への沈着が疑われます．また，係蹄とは異なる部分に不規則な塊状の沈着も見られます，つまりメサンギウム領域にも沈着がありそうです（赤矢印）．つまり，係蹄への顆粒状沈着（→上皮化沈着），係蹄沈着の一部は三日月状（→内皮化沈着），メサンギウム領域への不定形な大小さまざまな沈着（→メサンギウム沈着），ということになります．こうした多彩な沈着をきたす疾患としては，ループス腎炎やMPGNです．実際，このIF写真は37歳男性のループス腎炎（ISN/RPS分類Class Ⅳ+Ⅴ）の患者さんのC3の写真でした．

まとめ: 臨床医が IF を評価できることの意義は？

ここまで，沈着の「局在と形」，「質」の両面から IF 写真を細かく見てきましたが，IF でこのように沈着の部位・形にこだわって形態診断をする意義は何でしょうか．

その理由は，もちろん診断のためではあるのですが，それに加えて IF で可能な限りの形態評価をすることは，電顕の所見を予測しうるツールとなるからです．今回の章では，意図的に電顕写真を多く出しながら IF の写真をセットで見てきました．実臨床の現場では，電顕写真が返ってくるまでには数週間から 1 カ月以上の時間がかかりますが，比較的早期に出来上がる IF の所見から沈着の局在・形態・質を考えることで，電顕の結果が返ってくる前に電顕所見をある程度予測することができますし，実際に帰ってきた電顕写真を見て IF の評価が正しかったかどうかの確認と，IF では見つけることができなかったそれ以外の新たな所見がないかも確認しようとするため，結果的に電顕評価の質も上げることができるのです．

【Rerefence】

❶ Sethi S, Haas M, Markowitz GS, et al. Mayo Clinic/Renal Pathology Society Consensus Report on Pathologic Classification, Diagnosis, and Reporting of GN. J Am Soc Nephrol. 2016; 27: 1278-87.

❷ Salvadori M, Rosso G. Reclassification of membranoproliferative glomerulonephritis: Identification of a new GN: C3GN. World J Nephrol. 2016; 5: 308-20.

❸ Pickering MC, D'Agati VD, Nester CM, et al. C3 glomerulopathy: consensus report. Kidney Int. 2013; 84: 1079-89.

❹ Hou J, Markowitz GS, Bomback AS, et al. Toward a working definition of C3 glomerulopathy by immunofluorescence. Kidney Int. 2014; 85: 450-6.

❺ 城 謙輔，小野寺 進．腎生検における電子顕微鏡所見の読み方と診断：総論．Nephrology Frontier. 2011; 10: 73-81.

CHAPTER 5

尿細管間質病変の見方と考え方 —「質」と「分布」で解釈する—

総論

尿細管間質病変の病理がしばしば解釈が難しいとされる最大の理由は，**疾患特異性の少なさ**にあります．というのも，尿細管間質病変は患者さんで起こっている主要な病態を必ずしも反映していない場合が多いからです．例えば，日常的に頻繁に見られる間質の線維化や尿細管の萎縮をとってみても，①組織所見のみから原因病態が推定できる場合，②糸球体や血管などの他の部分との関連から推定できる場合，③臨床データを参考にしながら見ることではじめて推定できる場合，あるいは④臨床上問題となっている病態とは独立した病変としてある場合，などさまざまです．

尿細管間質障害の概略は，1985年に出版されたWHOの分類であり，現在でも広く用いられています[1]．次頁の表で示すように，多様な病因に沿って整理されているため疾患の枠組みを知るには適していますが，病理像としては共通点が非常に多いため，組織所見だけで尿細管間質障害の原因を特定をすることはしばしば困難です．

WHO 尿細管間質血管病変分類改訂版

a. 炎症性尿細管間質性疾患
 1. 感染性
  ①細菌性急性，慢性腎盂腎炎（黄色肉芽腫性，マラコプラキア），尿細管間質性腎炎および腎膿瘍 ②真菌 ③ウイルス（サイトメガロウイルス，アデノウイルス，ポリオーマウイルスなど） ④寄生虫 ⑤結核（乾酪空洞）など
 2. 薬剤性
  ①急性腎毒性尿細管障害（アミノ配糖体薬，セフェム薬，カルバペネム薬，免疫抑制薬など） ②過敏性尿細管間質性腎炎（β-ラクタム薬，キノロン薬，抗結核薬など） ③慢性腎毒性尿細管障害（抗癌剤，鎮痛薬，免疫抑制薬，リチウム，アリストロキア酸腎症など）
 3. 免疫異常（抗尿細管基底膜抗体，免疫複合物，細胞性免疫，即時型過敏症）
  ①抗尿細管基底膜病 ②ループス腎炎 ③シェーグレン症候群 ④IgG4 関連腎症 ⑤移植腎拒絶反応 ⑥薬剤（非ステロイド性抗炎症剤）など
 4. 全身疾患
  ①サルコイドーシス ②抗好中球細胞質抗体（ANCA）関連性腎炎
  ③アレルギー性肉芽腫性血管炎（Churg-Strauss syndrome）
  ④Wegener 肉芽腫症 ⑤慢性関節リウマチ ⑥Castleman 病など

b. 閉塞性尿細管間質性疾患
 1. 水腎症 2. 逆流性腎症 3. 膿腎症 4. 乳頭壊死（糖尿病など）

c. 代謝性尿細管間質性疾患
 1. 高カルシウム性腎症（腎石灰化症） 2. 痛風腎 3. オキサロージス
 4. 低カリウム性腎症 5. 浸透圧性腎症 6. Fabry 病 7. 糖原病
 8. 糖質，脂質，硝子滴変性，胆汁性，鉄，銅など

d. 腫瘍性あるいは増殖性尿細管間質性疾患
 1. 骨髄腫腎（円柱性腎症，アミロイドーシス） 2. 軽鎖沈着症 3. 血液疾患などの浸潤

e. 糸球体疾患や血管病変などによる続発性尿細管間質病変

f. 先天性尿細管間質性疾患
 1. 家族性若年性ネフロン癆（遺伝性尿細管間質性腎炎） 2. 髄質嚢胞症
 3. 多嚢胞腎

g. 尿細管輸送障害

h. 放射線腎症

i. 血管疾患
 1. 高血圧 2. 血栓，塞栓，梗塞 3. 抗リン脂質抗体症候群

j. 腎動脈狭窄

k. 腎増殖性血管症と血栓性血管症

l. 腎血管炎

m. その他

（日本腎臓学会・腎病理診断標準化委員会，日本腎病理協会，編．腎生検病理アトラス．東京：東京医学社；2010．p.225-46[2]）

病態把握の前段階

尿細管間質病変から病態を考えるためには，尿細管間質そのものが障害標的であったのか（一次性），それとも全身の代謝性疾患や膠原病，糸球体疾患，血管障害などに付随した二次的な障害であったのか（二次性）の見分けがまず必要です．

一次性と考える基本原則は，病変の主座や障害の標的が尿細管間質であり，糸球体病変や血管病変が存在しない，ないしはあってもわずかで，少なくとも主病態ではないということです．一次性の原因としては特発性，薬剤，感染などが多く，まれではありますが尿細管間質に対して特異的な抗原抗体反応を呈するものもあります（下記）[3]．

免疫複合体沈着型尿細管間質障害

[一次性（糸球体病変なし）]
- 特発性
- IgG4 関連腎症
- ポリオーマウイルス腎症（移植腎）
- シェーグレン症候群

[二次性（糸球体病変あり）]
- SLE
- クリオグロブリン腎症
- B 型肝炎ウイルス（膜性腎症）
- 梅毒

(Xin J, et al. Silva's Diagnostic Renal Pathology. Cambridge University Press; 2009. p.407-35[3]より引用・改変)

しかし，前述のとおり尿細管間質病変の形態像からその原因を特定することは難しい場合がほとんどです．例えば，臨床経過から薬剤性間質性腎炎が疑われた場合，糸球体に病変がないことは薬剤性間質性腎炎と診断する上で必要ですが，病理像としては“尿細管と間質の炎症”でしかないため，最終的には病歴や検査データといった臨床情報と，形態学的評価から得られる情報を総合して考えなくてはいけません[4]．

二次性とはさまざまな糸球体疾患，血管障害，膠原病などの全身性の炎症，また，糸球体の虚脱・硬化などさまざまな前駆病変から結果的に尿細管間質も障害を受けた状態です．二次性障害の多くは尿細管の血流障害による上皮細胞変性であり，これは各種糸球体疾患や動脈硬化・血管炎などの血管障害などによる，糸球体通過後の血流低下に起因します．

一般に腎生検標本は小さく，尿細管間質の形態像のみでは障害の部位や程度などの十分な情報を得ることができないため，検査所見も参考にする必要があります．例えば，尿細管間質が標的の主体である場合，蛋白尿はあってもわずかで血尿も少なく，さらにβ_2ミクログロブリンやN-アセチル-β-D-グルコサミニダーゼ（NAG）などの尿細管性蛋白はしばしば高値です．これらは，形態像からの情報を補足する重要な要素です．

ここまで尿細管間質病変の疾患特異性の少なさばかりを述べてきましたが，それでも臨床医は病理医のレポートが上がってくるまでは自分の目で組織を評価しなくてはなりません．難しいなりに尿細管間質病変の理解を深めるためには，**炎症なのか変性なのか，急性なのか慢性なのかといった病変の時間経過も含めた病変の「質」と，その病変が標本内でどのような分布をしているかという「広がり」を見て**障害標的とその原因について考えることがポイントです．

尿細管間質病変は「質」と「広がり」を見て考える

	「質」		「広がり」
	急性	慢性	
尿細管	尿細管炎，上皮変性，尿細管壊死	萎縮，拡張，上皮扁平化	focal or diffuse
間質	間質炎症細胞浸潤，間質浮腫	線維化，肉芽腫	focal or diffuse

「質」に関しては，組織を見ながらそれぞれの組織所見を個別に抽出していく作業です．病変の「質」が急性病変か慢性病変か，あるいはそれらが混在している場合にはどちらが優位かをまず判断します．

「広がり」については，得た所見が採取された組織全体のどれくらいを占めるのかを評価します．「広がり」を表現する用語としてはfocal（巣状），diffuse（びまん性）の2種類です．

これら用語の詳細は各論で述べていきます．

各論：尿細管間質病変の「質」を見る

病変の「質」を理解するために，「尿細管」と「間質」にわけてそれぞれの病理像について見ていきます．

1．尿細管病変

まずは尿細管です．近位尿細管，ヘンレ上行・下行脚，遠位尿細管，集合管と名称や機能も多彩な尿細管ですが，組織学的な基本構造は一層の単層円柱上皮で裏打ちされた管腔状構造です．

急性病変としては，炎症と変性の２つがあります．炎症としては尿細管炎，変性としては上皮細胞変性，尿細管壊死があります．

一方，慢性病変としては炎症性の病変はなく，萎縮・拡張・扁平化といった変性の病変がメインです．

	「質」		「広がり」
	急性	慢性	
尿細管	尿細管炎，上皮変性， 尿細管壊死	萎縮，拡張，上皮扁平化	focal or diffuse
間質	間質炎症細胞浸潤，間質浮腫	線維化，肉芽腫	focal or diffuse

A. 急性の尿細管病変

上皮細胞変性

急性のものでは尿細管上皮の高度の腫大と刷子縁の消失，泡沫化，空胞化，bleb の形成などがあげられます．以下に尿細管上皮細胞変性の４つのパターンについて示します 図 5-1 .

図 5-1

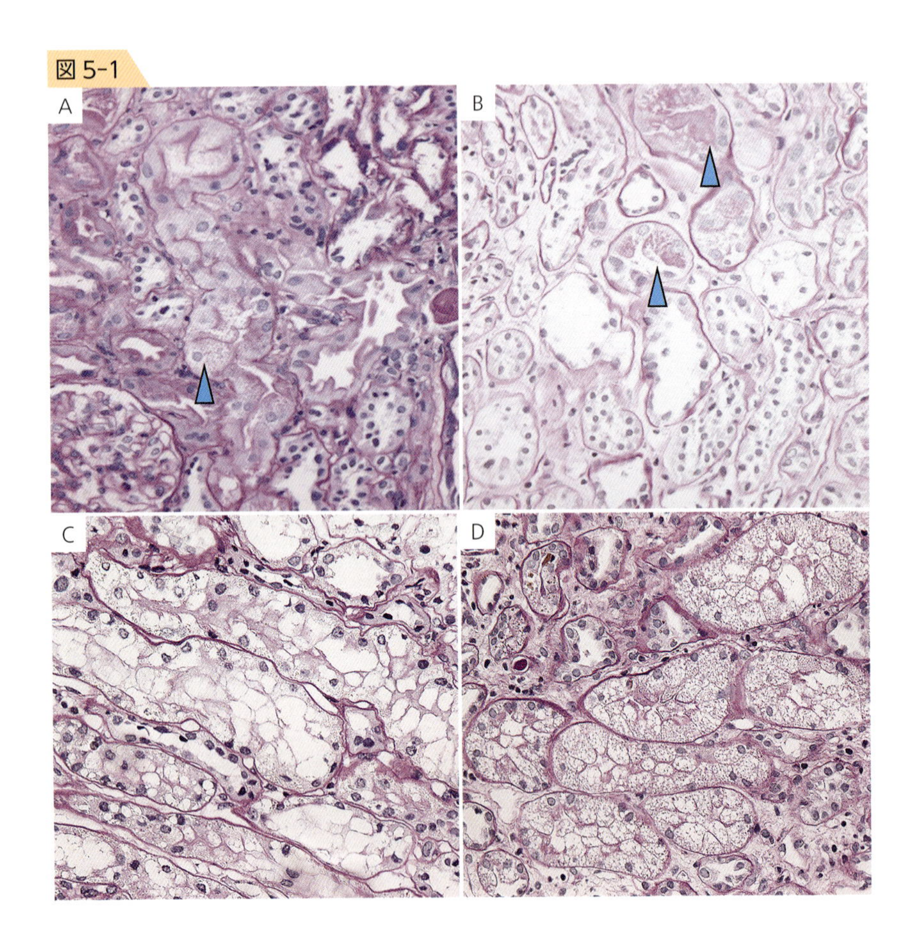

A：上皮の腫大；尿細管上皮のひとつひとつが腫大し，尿管腔をふさぐほどに膨化しています（矢印）．薬剤性の尿細管障害ほか，尿細管壊死の前段階をはじめとした急性の尿細管虚血などさまざまな疾患で見られる非特異的な変化です．

B：bleb 形成：青矢印の尿細管はもともと近位尿細管ですが，刷子縁の消失と尿細管上皮細胞の腫大が見られ，尿細管腔に向かって細胞質が膨らんでちぎれそうになった bleb 形成が見られます．

C：空胞化；単クローン性ガンマグロブリン血症（MGUS）の患者さんの尿細管障害です．電子顕微鏡では尿細管上皮細胞内にグロブリン由来の結晶が見られ，光顕でも尿細管上皮内に結晶構造が見られることが一般的とされますが[1]，本症例はそうした所見はなく，光顕では尿細管上皮の障害像の一つである空胞化が見られるのみでした．写真はその空胞化で，本疾患に限らず，虚血や高度の蛋白尿でも起こりうる非特異的な障害像です．

D：泡沫化；微小変化型ネフローゼ症候群の患者さんの尿細管です．高度の尿蛋白を再吸収しようとした結果，ライソソームが消化しきれずに細胞質自体が脂肪変性したものです．C の空胞化とはまた違った尿細管障害像です．

尿細管炎

尿細管上皮は基本的に単層円柱上皮であり，尿細管基底膜の上に一層で横に並んでいます．尿細管炎はその細胞と細胞の隙間に炎症性細胞の浸潤を認める病変で，多くの場合，間質炎を伴って見られます 図 5-2．一次性の尿細管間質性腎炎や移植腎の拒絶反応，尿細管毛細血管（peritubular capillary：PTC）の炎症細胞浸潤を伴う血管炎など，さまざまな病態で起こり，疾患特異性はありません．

尿細管炎が激しい場合は，尿細管基底膜の断裂に至り，原尿の漏出によって間質の浮腫と間質への細胞浸潤が観察されることもあります．

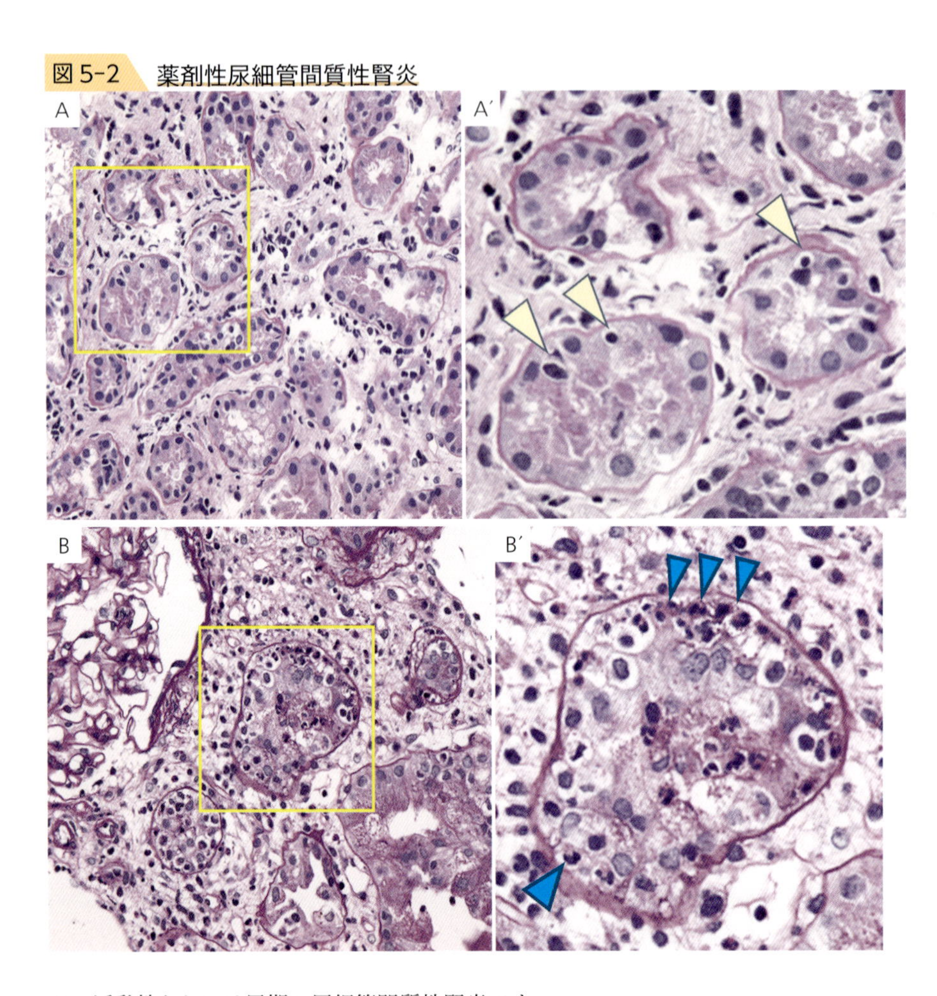

A：活動性としては早期の尿細管間質性腎炎です．

A′：写真の黄色矢印のように一層に並んだ尿細管上皮細胞どうしの間に，尿細管上の核に比べて小さな核をもつリンパ球が入り込んでいます（黄矢印）．これが尿細管炎の所見です．リンパ球は間質にも多数存在し，いわゆる尿細管間質腎炎の所見です．

B：これも薬剤性尿細管間質性腎炎の症例ですが，A と比べて尿細管炎が非常に強い症例です．

B′：拡大してみると，尿細管上皮細胞と基底膜の間に多数のリンパ球と，赤い顆粒を持つ好酸球が浸潤しています（青矢印）．

✔尿細管壊死

尿細管壊死（acute tubular necrosis：ATN）は急激な虚血や薬剤によって惹起される尿細管の急性病変です 図 5-3.

図 5-3

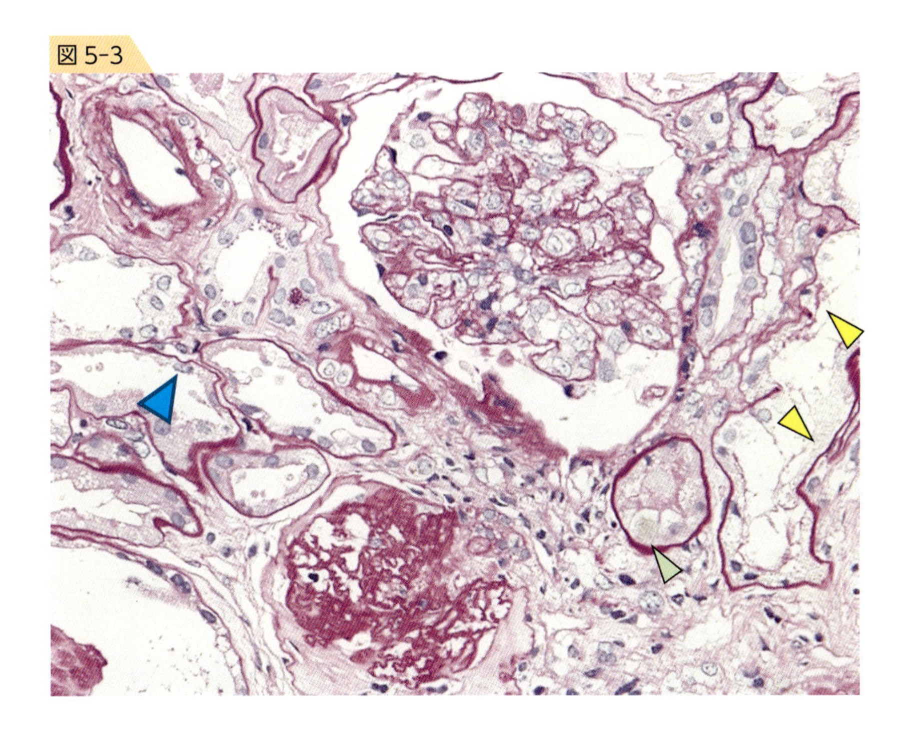

尿細管上皮細胞の変性に加え，上皮細胞の剝離（黄矢印），扁平化（青矢印）や核消失（緑矢印）を認め，裸核，核分裂像や不均一で大小の核密在などの再生変化が観察されます.

JCOPY 498-22434

図 5-4

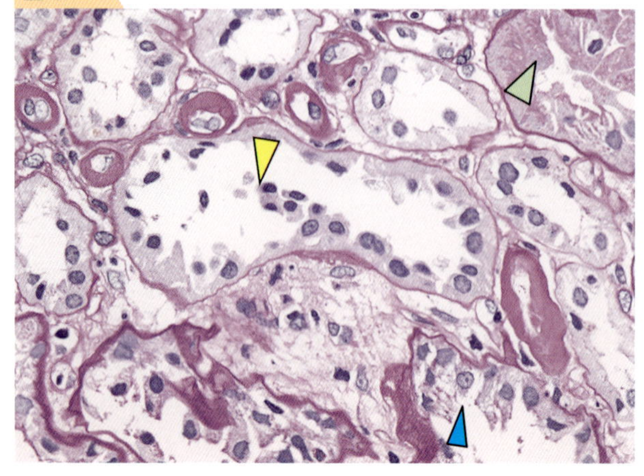

図 5-4 はより早期の ATN 像です．もとは近位尿細管上皮細胞ですが，刷子縁の消失（青矢印）と無核化と軽度の bleb 化（緑矢印），部分的な剝離像（黄矢印）も見られます．

B. 慢性の尿細管病変

慢性の尿細管障害像として，尿細管各部位（近位・遠位・集合管など）の形態学的特徴を失った萎縮，拡張，扁平化などがあげられます．

尿細管萎縮

尿細管萎縮には，その原因が直接障害による尿細管上皮の容量・細胞数の減少である場合と，糸球体硬化や傍尿細管毛細血管の障害によって尿細管内の尿流が減少する場合などがあります．教科書的に，尿細管萎縮にはいくつかのパターンがあり，基底膜の蛇行（wrinkling）と肥厚，層状化を呈するいわゆる classic type，基底膜肥厚と尿細管腔に PAS 陽性の均一なタンパク様物質を容れ，外観が甲状腺組織に類似する thyroid type，基底膜は肥厚せず尿細管径および管腔の狭小化を呈する萎縮が房状に存在する endocrine type があります[1]．尿細管の代償性拡張や classic type の萎縮は，近位尿細管に起こることが多く，一方，thyroid type は集合管の閉塞を含めた尿流の通過障害とそれに合流するいくつかのネフロンの荒廃で起こるため遠位尿細管に見られることが多いとされます[1]．ただし，thyroid type は尿路異常のみでなく，虚血などの前糸球体性の要因でも見られることがあります[4]．Endocrine type は慢性の尿細管虚血が背景にある場合にもよく見られ，近位，遠位尿細管のどちらでも起こりうるとされます．尿細管萎縮のパターンと言ってもやはり結局のところ病態特異性は乏しいのが実際です．

図 5-5

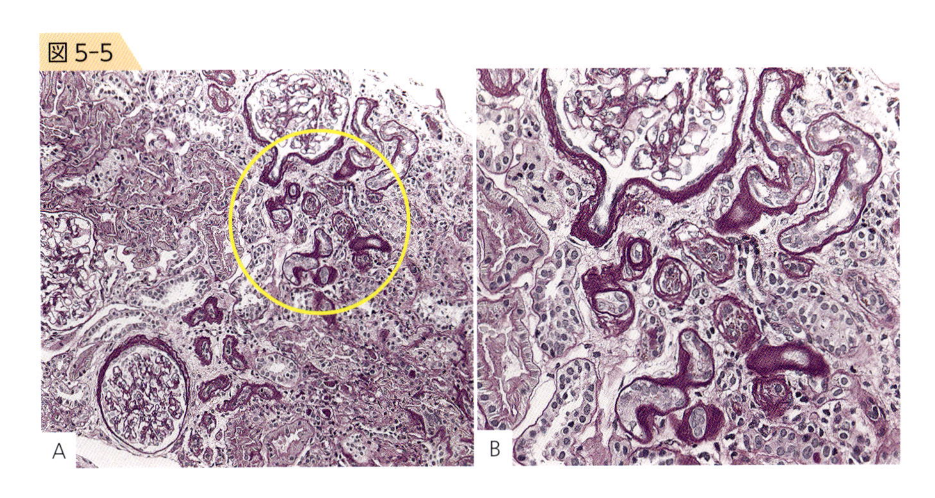

図 5-5 は一般的な尿細管萎縮（classic type）の写真です（図 5-5A 黄色丸）．拡大してみると尿細管上皮細胞は扁平化あるいは腫大し，尿細管基底膜の肥厚を伴いながら内腔は狭窄しています 図 5-5B．

図 5-6 42 歳女性　20 年来のループス腎炎の治療歴あり

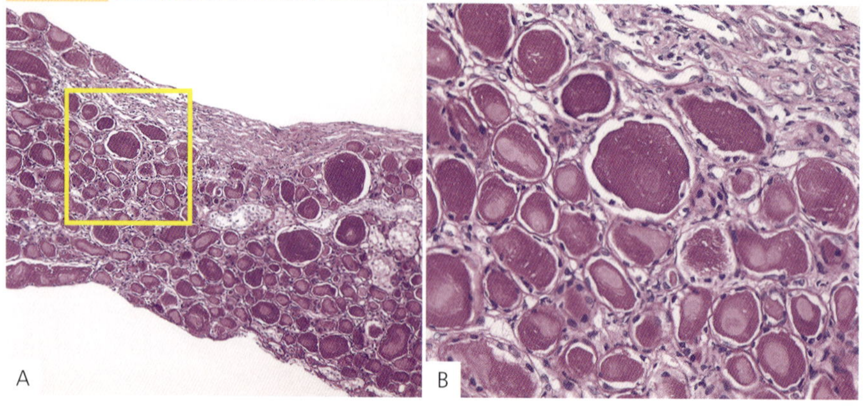

図 5-6 の症例は長期にカルシニューリン阻害薬が使用されてきました．写真は尿細管萎縮の中でも thyroid type と呼ばれるものです（図 5-6A 黄色四角）．拡大してみると内腔が拡張し，上皮が扁平化した尿細管のひとつひとつに Tamm-Horsfall 蛋白の凝縮による円柱が見られ，全体として甲状腺に似た組織像を呈しています 図 5-6B ．この所見は，若年の患者さんであれば尿路奇形による慢性の膀胱尿管逆流，成人では前立腺肥大や糖尿病性神経障害による慢性の膀胱尿管逆流がある患者さんでよくみられる所見ですが，慢性の虚血でも見られる所見です．実際この患者さんは**長期のカルシニューリン阻害薬などの使用歴もあり，慢性の虚血性変化による甲状腺様の尿細管萎縮（thyroid type）**と考えられました．

この thyroid type の萎縮だけでなく，尿細管内の円柱は多くの標本で見かけますが，中には特徴的な円柱もあります．次の 図 5-7 をみて下さい．

図 5-7 76 歳女性　多発性骨髄腫

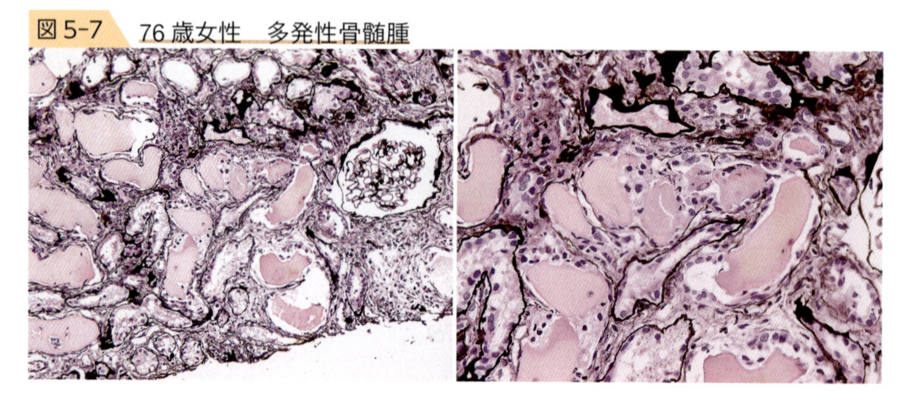

図 5-7 の円柱は THP だけでなく異常に産生され尿細管から濾過された免疫グロブリンが円柱内に好酸性で円柱の周りに多核の白血球やリンパ球などの炎症細胞が周囲を取り囲んでいます．これが多発性骨髄腫に特徴的な Cast nephropathy の円柱所見です．

尿細管拡張

慢性の尿細管間質障害ではその原因によらず，萎縮して機能を失った尿細管が増加するほど，残存尿細管が代償性に不規則な管腔を伴って拡張します．

図 5-8

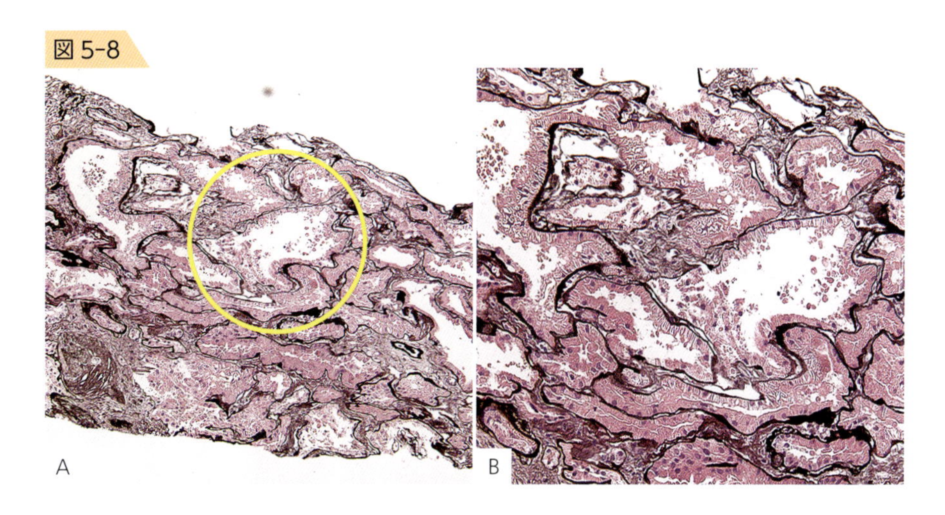

図 5-8 は典型的な尿細管の拡張像（A，黄色丸）で，B の拡大図では上皮細胞が脱落している様子と内腔の拡大がみられます．通常，尿細管の拡張は萎縮して尿細管に対して代償性に起こるものですので，拡張した尿細管の周囲には萎縮した尿細管がある場合がほとんどです．

JCOPY 498-22434

図 5-9　68 歳女性　薬剤性間質腎炎

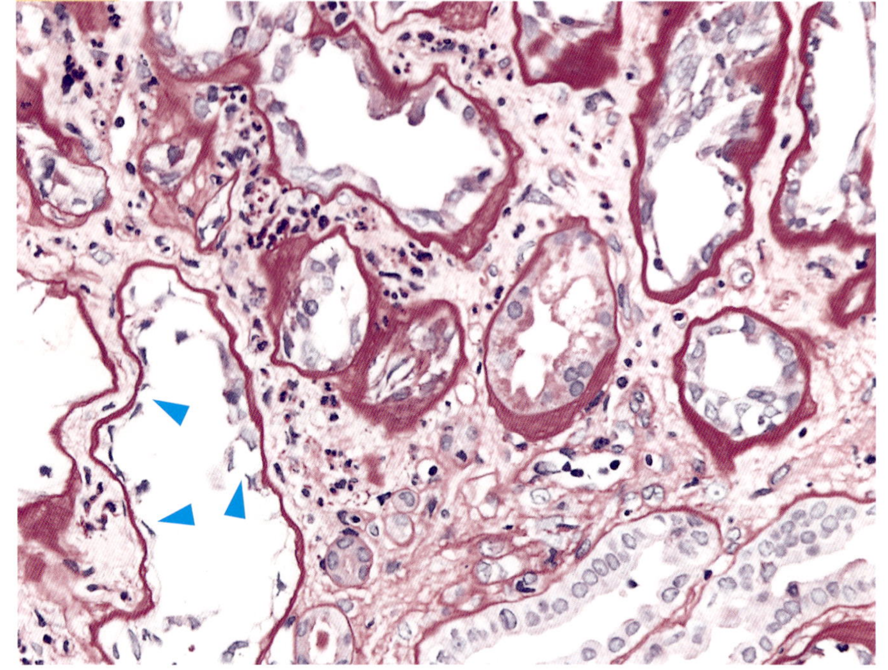

やや急性期を過ぎた状態の腎生検標本です．まだ間質にはリンパ球や好酸球が散在していますが，急性期のように間質に炎症細胞がひしめき合うような状態ではありません．写真内の尿細管は管腔が不規則に拡張しています．拡張した尿細管は著明な上皮細胞の障害像（扁平化，剝離など）を伴っています（青矢印）．

JCOPY 498-22434

疾患特異性のある尿細管像

尿細管病変には疾患特異性が少ないと書いてきましたが，わずかながら疾患特異性を持つものがあります．そのひとつに髄質嚢胞性腎疾患群の尿細管拡張があげられます．図 5-10 は若年性ネフロン癆患者さんの尿細管所見です．

図 5-10　26 歳男性　若年性ネフロン癆

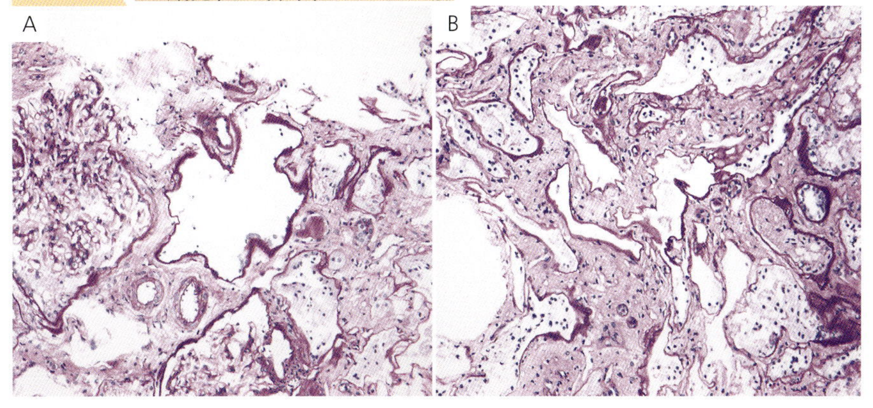

A：視野の中央にヒトデのような不規則な形に拡張した尿細管がみられます．
B：同じ患者さんの別の視野です．ひとつひとつの尿細管は，やはりどれも不規則に拡張し，さまざまな程度で尿細管上皮細胞の変性を伴っています．

ネフロン癆（nephronophthisis：NPH）は髄質嚢胞性腎疾患群のひとつで，小児期の末期腎不全の 4～5% を占める疾患であり，その発症時期において NPH 1～3 型に分類されます[6]．腎臓の組織では，不規則に分岐・拡張した尿細管がネフロン癆の特徴的所見です．10～20 歳の若年者で腎機能が高度に低下した人が外来に紹介されたら，まず CT・MRI で腎臓や肝臓に多発する嚢胞がないか見るようにしましょう．多発する嚢胞が腎の皮質にあるか髄質にあるかで常染色体優性・劣性多発性嚢胞腎（皮質）やネフロン癆（髄質）など，鑑別も変わってきます．

JCOPY 498-22434

2. 間質病変

間質に病変があるかどうかは，まず，**尿細管どうしの隙間**に着目します．

正常であれば，尿細管どうしは敷石を詰めるようにすきまなく配置しており，光顕レベルでは間質（尿細管同士の隙間）はほとんど見えません．ところが，正常ならば見えないはずの尿細管どうしの隙間に広がりがあると，間質に“何かしらの病変がある”と考えます．それは，後述する炎症細胞浸潤や浮腫，線維化などです．したがって，標本を見るときは最初に弱拡で見て尿細管間質病変をざっと評価する際には，尿細管どうしの隙間が空いているかどうかを見るのです 図 5-11〜14．

図 5-11 正常な間質像

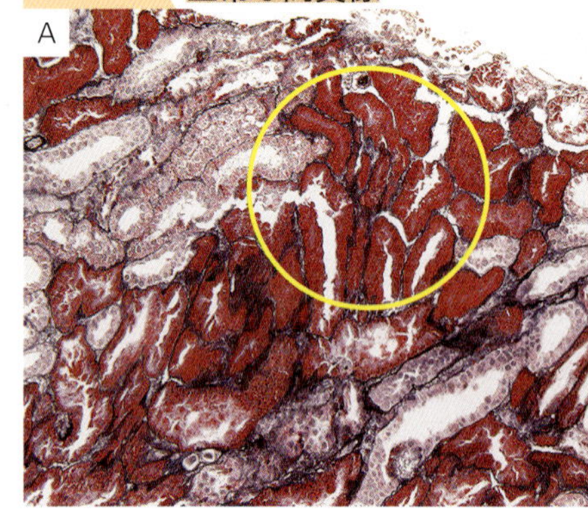

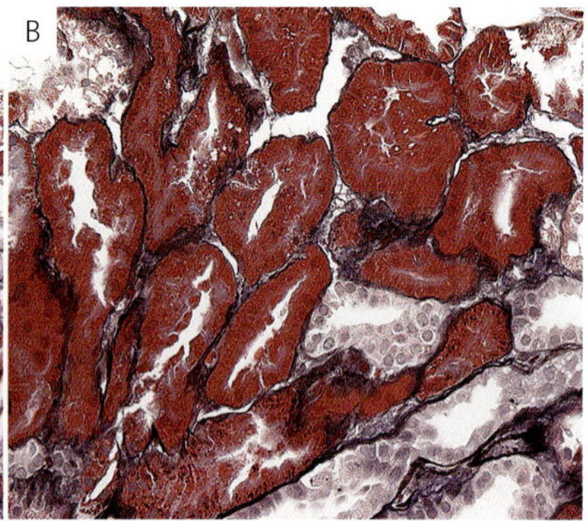

A: 正常な間質像です（PAM-MT 染色）．
B: A の拡大図です．尿細管と尿細管の間にはごくわずかな間質があるのみで，尿細管同士の隙間はほとんどありません．

図 5-12 65 歳女性 薬剤性間質性腎炎

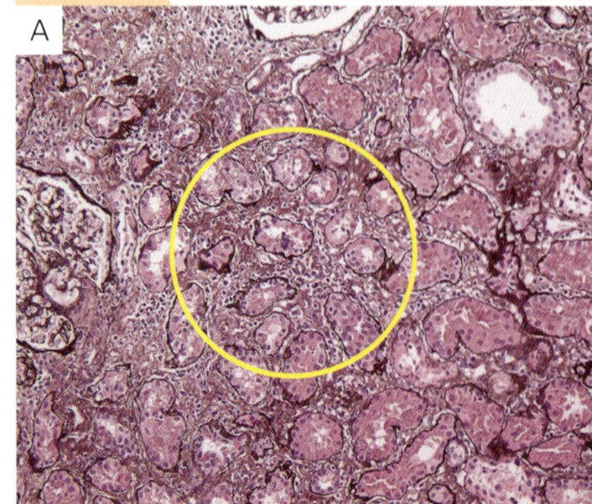

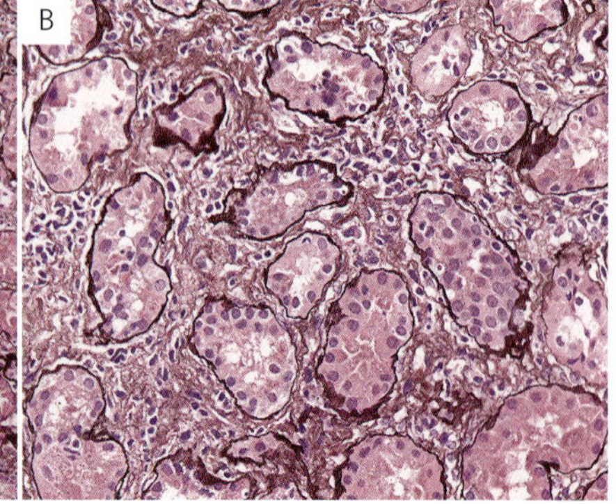

図 5-12 は，図 5-11 の写真と比較し，弱拡大でも尿細管どうしが離れているのがわかります．拡大してみると（B），尿細管と尿細管の間にはリンパ球を中心とした炎症細胞の浸潤と，基質であるがゆえ PAM 染色で黒く染まる線維化が介在し，尿細管どうしが引き離されています．この写真は間質の細胞浸潤と線維化が同時に見られるものですが，間質性腎炎が遷延すると黒い線維化がより多くの部分を占めるようになります．この線維化の部分はマッソントリクローム染色では青く染まり，同染色で近位尿細管内の細胞内小器官は赤く染まるため，最初に弱拡大で全体像を見るときに皮質に赤い部分が多い時は比較的尿細管が保てていることが読み取れますし，一方，青い部分が多く尿細管どうしも離れていると慢性の経過で腎臓はかなり荒廃していることがうかがえます．尿細管と尿細管の間に細胞が浸潤して，隙間が広がっています．

図 5-13　18 歳男性　微小変化型ネフローゼ

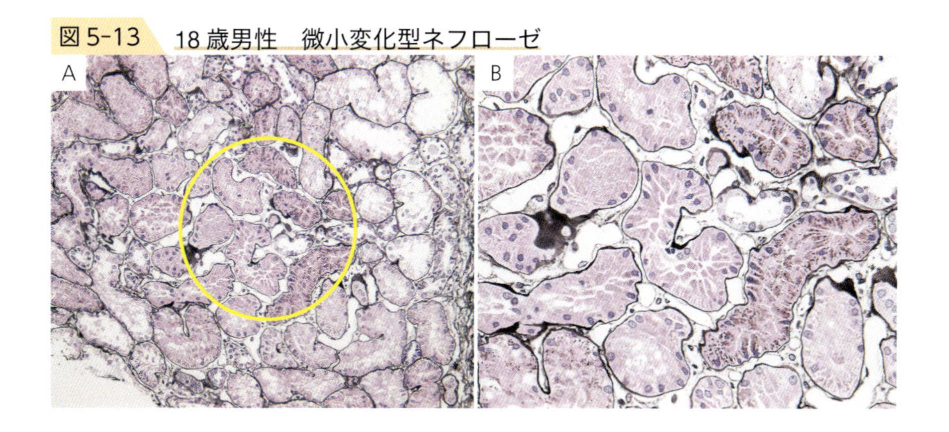

図 5-13 は，図 5-12B の写真（尿細管間質性腎炎）ほどではないですが，弱拡大では尿細管と尿細管の隙間が開いています 図 5-13A．拡大してみると 図 5-13B，そこにはただ単に隙間があるだけで，間質性腎炎と異なり細胞浸潤や基質の増加などがみられません．正確にはそこには何もないのではなく，PAM 陰性の物質である水が存在しています．つまり重度のネフローゼによって膠質浸透圧が下がり，間質の浮腫が起こって尿細管の隙間が拡大しているのです．

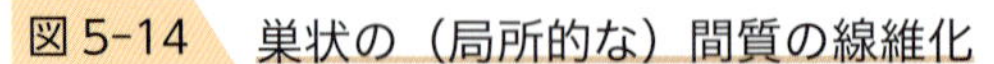
図5-14 巣状の（局所的な）間質の線維化

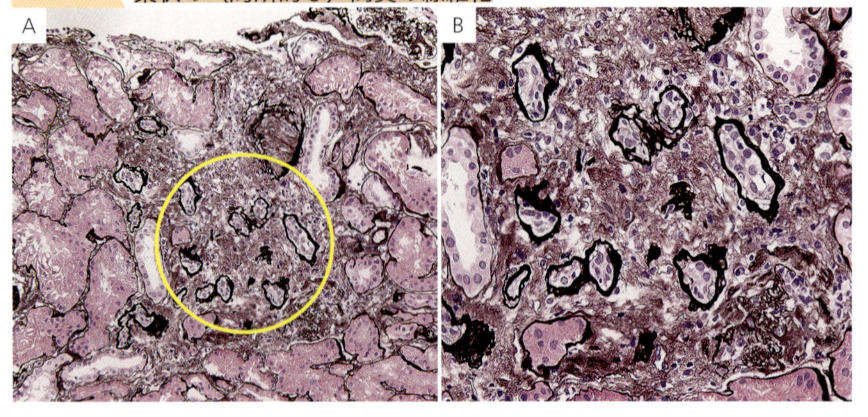

線維化の部分は遠くから見てもわかるほどに尿細管が萎縮し，また，尿細管どうしの間隔も開いています．拡大してみると 図5-14B ，その隙間には（図5-12B と比較しても）炎症細胞浸潤の細胞密度はかなり少なく，ほとんどがPAM陽性（黒）の線維組織で置き換わっています．

組織を弱拡大から見はじめて，尿細管どうしの隙間（間質）の拡大がある場合，そこにあるのは「細胞」なのか，「水」なのか，「線維」なのかを見ることも背景病態を推測するうえで大切です．

では，これから間質病変について，ひとつひとつ見ていきます．

	「質」		「広がり」
	急性	慢性	
尿細管	尿細管炎，上皮変性，尿細管壊死	萎縮，拡張，上皮扁平化	focal or diffuse
間質	間質炎症細胞浸潤，間質浮腫	線維化，肉芽腫	focal or diffuse

A. 急性の間質病変

間質細胞浸潤

尿細管炎と間質の炎症細胞浸潤は双方伴って起こることが多いです.

急性期の間質浸潤細胞として，好中球はもちろん，リンパ球やマクロファージなどの単核細胞が大半を占めることも一般的で，発症後数日から数週間たつとリンパ球浸潤に加え形質細胞や組織球の浸潤が見られるようになります．この時間経過から，今見ている間質炎が炎症のどのフェイズにあるか，ある程度予想がつきます.

図 5-15　75 歳男性　薬剤性間質性腎炎

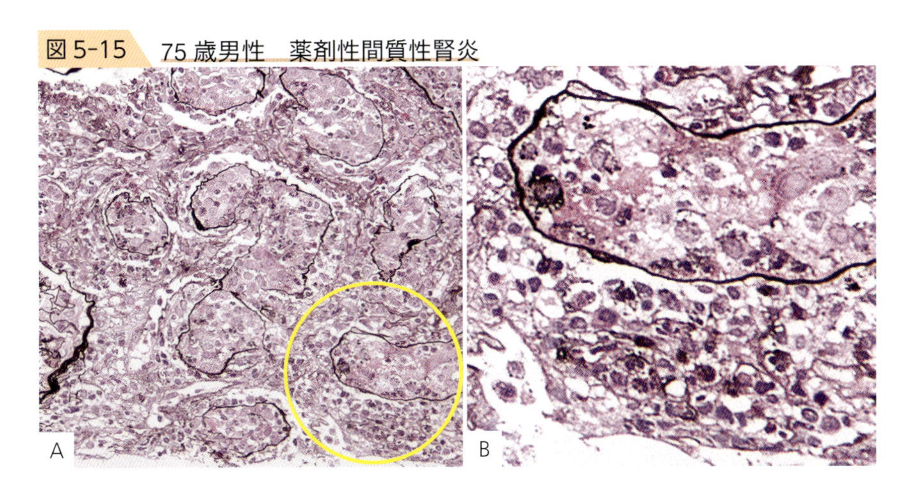

尿細管と尿細管の間が開大しており，そこには無数の炎症細胞浸潤が見られます（A 黄色丸）．B の拡大像ではリンパ球や好中球，形質細胞をはじめとしたさまざまなフェイズの炎症細胞浸潤があり，同時に強い尿細管炎も伴っていることがわかります．尿細管間質性腎炎の活動性が依然として高いことがうかがえます.

JCOPY 498-22434

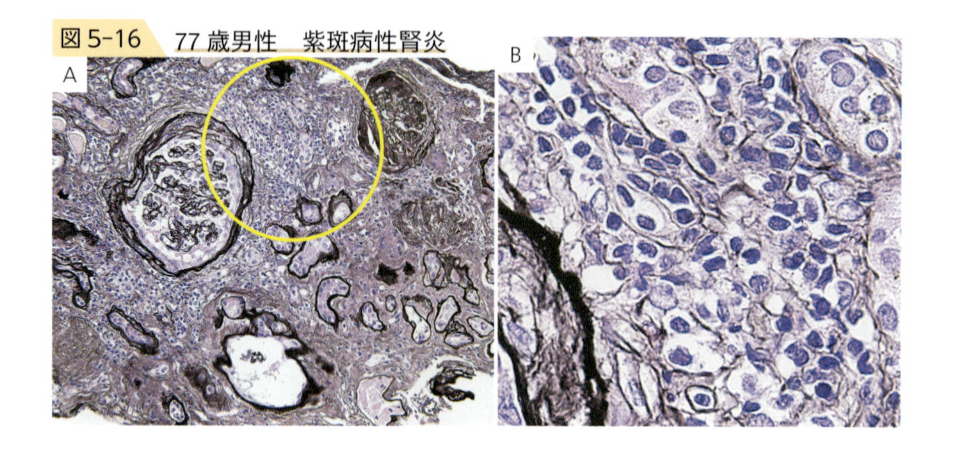

図 5-16　77 歳男性　紫斑病性腎炎

線維性半月体のある糸球体の周囲の間質に炎症細胞浸潤が見られます（A 黄色丸）．拡大してみると（B），リンパ球を中心とした細胞が密集しており，炎症のフェイズとしては急性から慢性にシフトしてきている状態と考えられます．ちなみに，この組織では糸球体を含む視野の左半分は間質の炎症細胞浸潤が盛んな状態で，右半分は開大した尿細管同士の隙間には細胞はほとんどなく，PAM 陽性（黒）の線維化が主たる間質像です．

間質性腎炎の中でも，好酸球浸潤が目立つ場合は薬剤アレルギーを含めた過敏性尿細管間質性腎炎や好酸球性多発血管炎性肉芽腫症（eosinophilic granulomatosis with polyangitis：EGPA）などを考え，好中球が多い時は急性細菌性腎盂腎炎などが示唆されます．

JCOPY 498-22434

図 5-17　58 歳女性　好酸球性多発血管炎性肉芽腫症

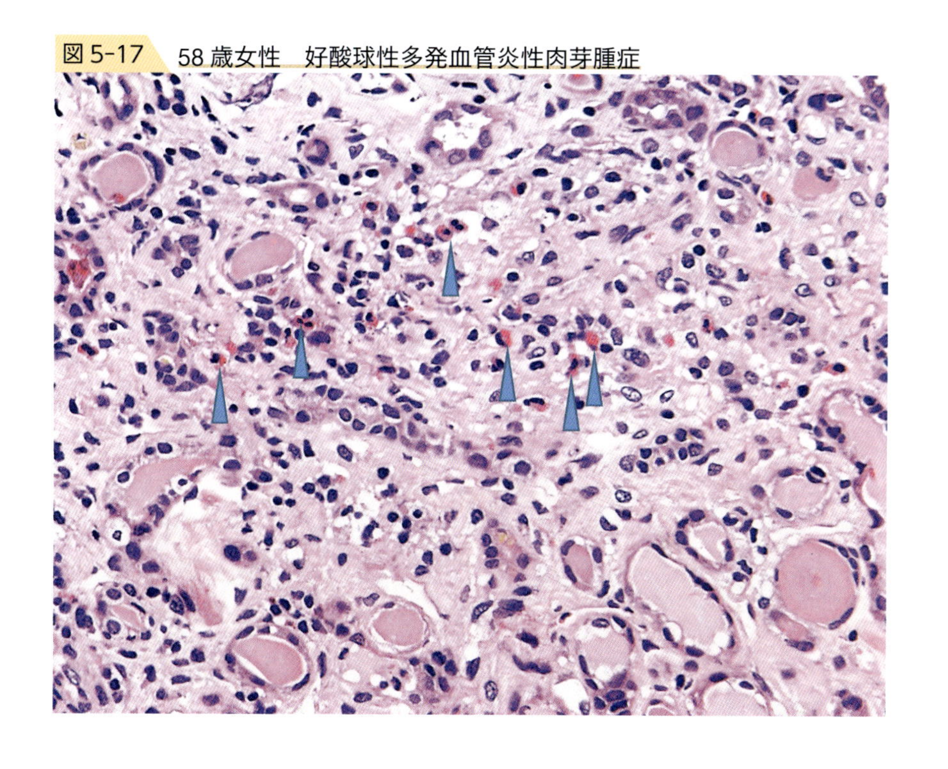

間質に浸潤している炎症細胞のうち，赤い顆粒をもつ細胞が好酸球です（青矢印）．しかし，EGPA 以外の血管炎でも軽度の好酸球浸潤はよく見られ，“浸潤細胞の何％以上が好酸球だったら EGPA と診断できる”といった決まりもありません．また，薬剤性間質性腎炎でも好酸球が目立たずリンパ球が中心の細胞浸潤であることもしばしばであり，好酸球の存在もやはり疾患特異性には欠けるということになります．単核球の浸潤やさまざまな程度の線維化などが混在して見られる場合は急性と慢性の間質性腎炎がオーバーラップしていることが考えられ，間質性の炎症がある程度の期間続いており，かつ，まだまだ活動性があることがうかがえます．

間質炎症細胞浸潤の原因病態としては，動脈硬化や高血圧による間質虚血に伴った非特異的な間質炎，感染症や薬剤（鎮痛剤，リチウムなど），尿管逆流や閉塞，全身の代謝性障害，自己免疫疾患，重金属への曝露，先天性疾患，血管炎，thrombotic microangiopathy（TMA）の慢性期，IgG4 関連疾患など多数あります．

コラム3 疾患特異的な尿細管間質病変？

間質の炎症細胞浸潤も，その多くが疾患非特異的な所見ですが，数少ない疾患特異的なものとしては，IgG4 関連腎症での間質性腎炎が知られています．同疾患では IgG4 陽性の形質細胞が間質に著しく浸潤しますが，細胞増殖がまだ盛んな段階から比較的早く基質産生をするため，その線維化の様子は花筵（はなむしろ）様線維化と表現されたり，bird's eye pattern と呼ばれる像を示します[7] 図 5-18．

図 5-18

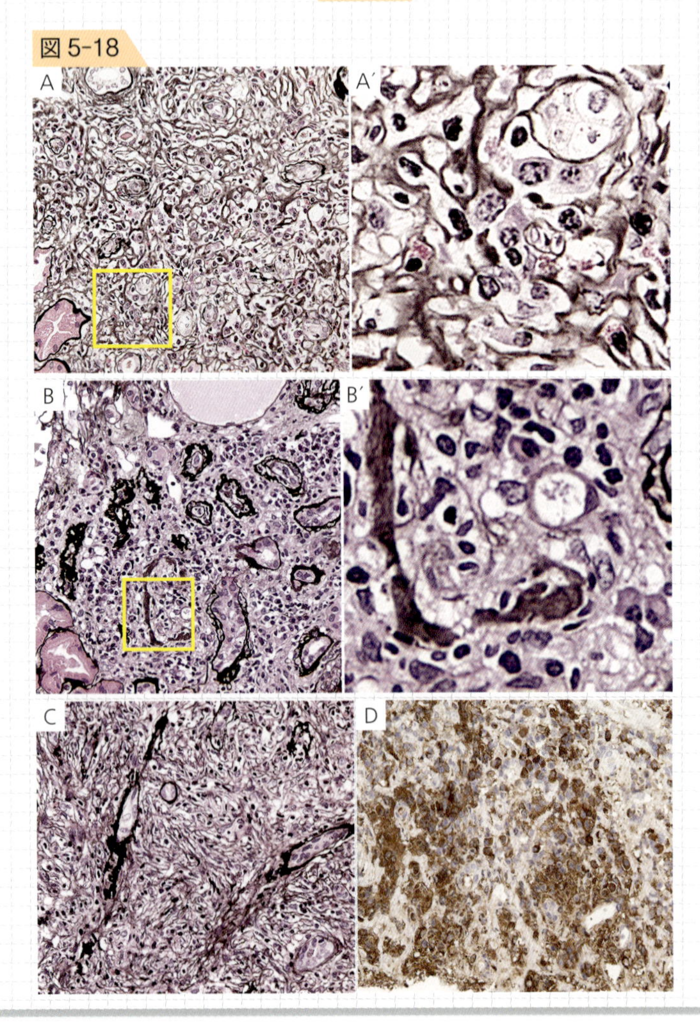

A：IgG4 関連間質性腎炎の患者さんの写真です．尿細管がなくなるほどに激しい炎症細胞浸潤が見られ，その大部分は形質細胞です．A′は，A の四角枠の拡大図です．形質細胞の見分け方としては核の性状です．他の細胞に比べ核が大きく，内部が不均一です．電顕では“車軸核”という言葉で表現されますが，光顕ではジャガイモのような形をした核です．これだけ炎症細胞が密に浸潤しているにもかかわらず，細胞 1 個 1 個の単位で周囲に線維化を伴っています．形質細胞の 1 つ 1 つが縁取りされた線維化の中に形質細胞の核がある様子が，まるで鳥の目がたくさんこちらを見ているようにも見え，bird's eye と形容されるゆえんです．

B：A とは別の患者さんの写真で，薬剤性間質性腎炎の症例です．IgG4 関連腎症の間質性腎炎とは違い間質には好中球やリンパ球を主体とした炎症細胞が浸潤しています．B′は，B の四角枠の拡大図です．A と細胞密度は同じくらいなのに，A と比較し，明らかに（PAM で黒く染まる）線維化が伴っていません．というより，こちらは私達が普段からよく目にする間質の炎症細胞浸潤の組織像で，これと比較すると IgG4 関連尿細管間質腎炎の線維化がいかに多いかがよくわかります．

C：IgG4 関連間質性腎炎の花筵様線維化（桜などの花びらが地面に散り敷いたような線維化）と呼ばれる特徴的所見です．間質性腎炎は慢性のフェイズに入り，形質細胞の数自体減り，線維化が主体となっていますが，まるで水が流れるような方向性を持った特徴的な線維化の模様です．こうした所見は他の一般的な間質性腎炎では見られません．

D：C と同じ患者さんの IgG4 染色です．茶色く染まった細胞が IgG4 陽性の形質細胞です．こうしてみると間質に浸潤している細胞の大部分が IgG4 陽性であることがわかります．このパーセンテージによって IgG4 関連疾患か否かが決められます．

B. 慢性の間質病変

肉芽腫性病変

類上皮細胞と称される組織球の集簇像をいい，時に多核巨細胞も出現します．成因としては尿細管・血管・ボウマン嚢の基底膜破壊や，間質での微生物繁殖などに伴って形成されます．

図 5-19　72 歳男性　多発血管炎性肉芽腫症

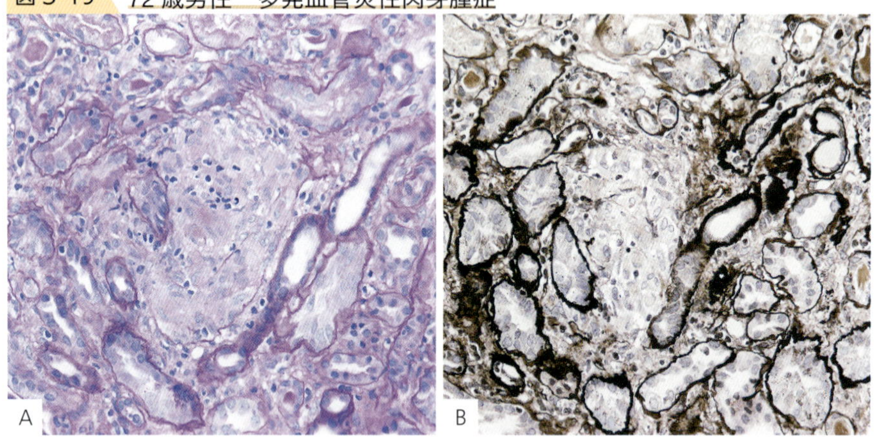

肉芽腫性病変の見つけ方として，尿細管間質腎炎の症例で，間質の炎症細胞浸潤が盛んに起こっている像が延々と続いている中に，遠目から見て細胞が疎な領域がポツンとあるように見えます（A）．倍率を上げて見ると（B），実際に細胞の数が疎なわけではなく，類上皮細胞の腫大した核はクロマチンが薄く（核の染色が薄く），また，類上皮細胞の豊富な細胞質によって周囲の細胞の浸潤の激しさと比較し細胞密度が低く見えるため，疎に見えるだけです．これは PAM 染色で見るとより顕著です．

肉芽腫性病変はサルコイドーシスや，多発血管炎性肉芽腫症などに特徴的とされていますが，実は最も頻度が高いのは薬剤性間質性腎炎で，肉芽腫性間質性腎炎全体のおよそ 50%以上を占めます（p.141 表）．肉芽腫性病変といってもやはり疾患特異性は決して高いものではありません．

肉芽腫性病変をきたす間質性腎炎	
感染性	5%
マイコバクテリア ブルセラ ヒストプラズマ カンジダ ポリオーマウイルス アデノウイルス　など	
薬剤過敏性	50〜60%
抗生物質（アンピシリン，メチシリン，バンコマイシン，リファンピシン，シプロフロキサシンなど） 利尿剤（サイアザイド，トリアムテレン） 抗炎症剤（インドメタシン，ケトプロ フェン，フェノプロフェン） その他の薬剤（アシクロビル，アロプリノール，カプトプリルなど）	
二次的反応	20%
尿細管断裂 痛風 薬物乱用　など	
サルコイドーシス	10%
TINU 症候群	10%

（日本腎臓学会・腎病理診断標準化委員会，日本腎病理協会，編．腎生検病理アトラス．東京：東京医学社；2010．p.225-46[2]，Xin J, et al. Silva's Diagnostic Renal Pathology. Cambridge University Press; 2009. p.407-35[3]より引用・改変）

間質線維化

正常であれば，間質の容積は皮質全体の7%程度とされています．間質線維化は単位ネフロンの萎縮や間質炎の持続に伴い出現し，結果として線維組織によって置換されることによって起こります[4]．線維化は線維芽細胞由来のⅠ，Ⅲ，Ⅴ型コラーゲンと，血管内皮や尿細管上皮由来のⅣ型コラーゲンが混在する細胞外基質によって構成され，マッソントリクローム染色で青色に染色されます．

では，実際の症例の写真を見てみましょう 図5-20，図5-21，図5-22．

図 5-20 72歳男性　腎硬化症マッソントリクローム染色

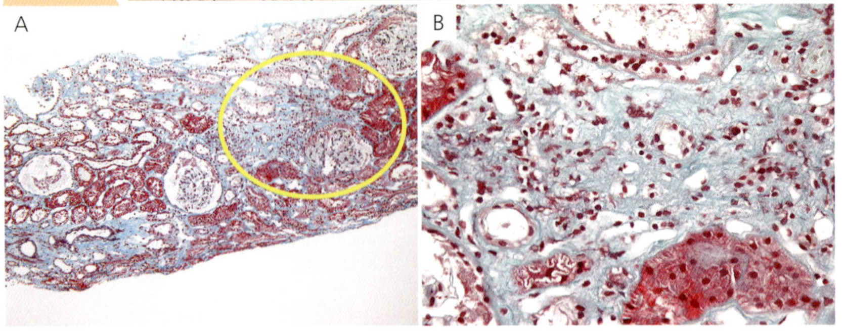

マッソン染色では尿細管が赤く染まり，間質の線維化（つまり基質）は青く染まります．線維化の有無を見分けるポイントは，「細胞密度」と「基質の色」です．

図 5-20A は弱拡大の写真で，赤いところは尿細管がまだ保たれている部分です．ぱっと見て青いところ（黄色い丸）が線維化です．拡大してみると 図 5-20B，細胞成分は傍尿細管毛細血管内のリンパ球で，間質そのものには炎症細胞はほとんどおらず，全体に青い部分が広がっています．これが，線維化を見分けるポイントです．

では，次の症例ではどうでしょうか？

これは間質の線維化と，炎症細胞浸潤という急性病変と慢性病変が同じ標本内に同居しています．どこまでが炎症細胞浸潤で，どこからが線維化か見分けることができるでしょうか？ 着目点はやはり，細胞密度と基質です．

図 5-21

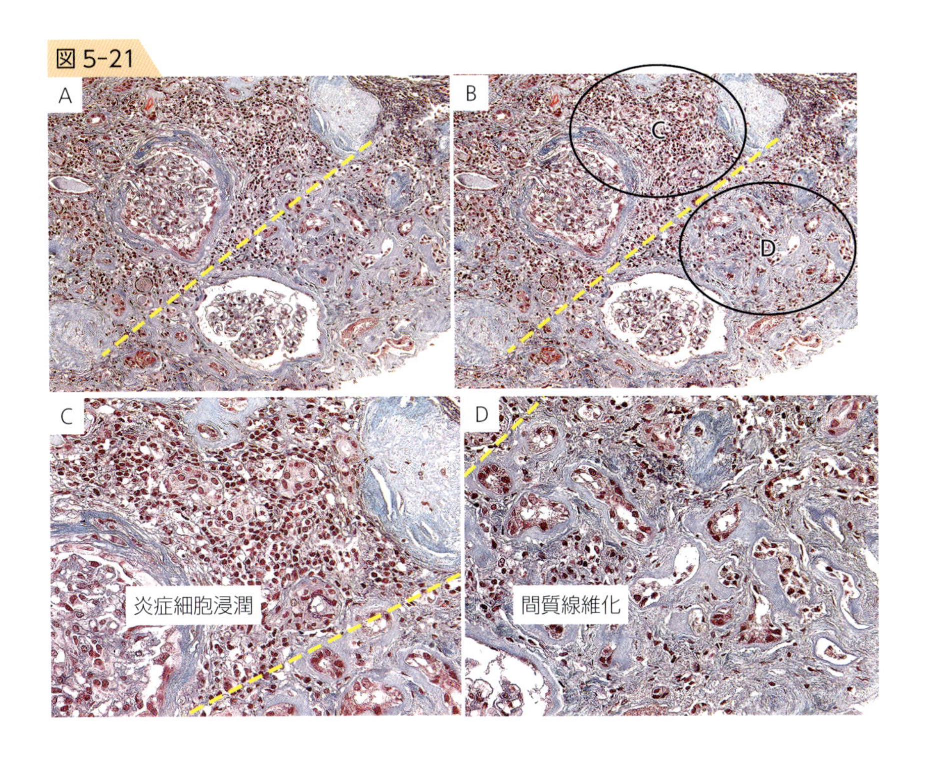

2つの糸球体が見えていますが，ちょうどその間を境（黄色線）に上は細胞が多く，一方，下側は細胞密度が疎です．上側 図 5-21C が炎症細胞浸潤，下側 図 5-21D が間質線維化（青く染まっている）と尿細管萎縮であることがうかがえます．

JCOPY 498-22434

図 5-22

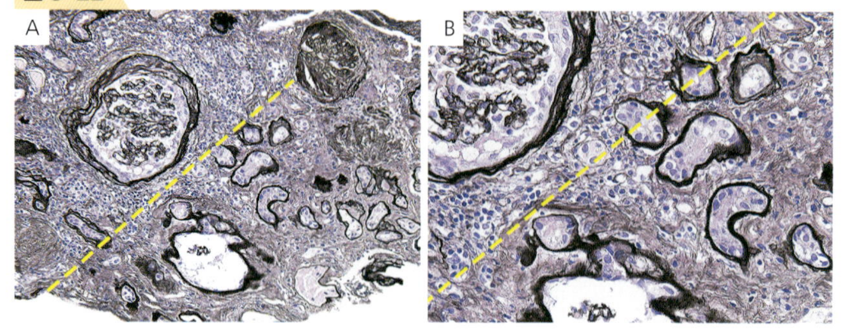

同じ視野をPAM染色で見てみるとより境界が明瞭です 図5-22A．境界線の下側 図5-22B は線維化なのでI型コラーゲンを中心とした基質ですので，PAM染色で黒く染まっています．

このように，同じ標本内に急性病変と慢性病変が同居することはしばしばみられる所見です．

3. 尿細管間質病変の「広がり」を見る

尿細管，間質それぞれで病変の「質」を評価したら，次に「広がり」について見ていきます．疾患特異性が少ない尿細管間質障害でも，その分布によって原因病態を考えるための重要な情報が含まれていることがあります．

例えば急性尿細管障害/壊死の場合，原因は大きく虚血性と薬剤などの腎毒性の要素がありますが，虚血性では病変の分布は敷石状で，質的にも発生時期の異なる障害像が混在していることが多い傾向があります．一方，腎毒性では病変の分布はびまん性（あるいは連続性）で，病変の質としては炎症や線維化のフェイズがほぼ同時期の上皮細胞の変性・壊死像がサンプルの半分以上の領域に見られます[3]．尿細管間質病変の分布様式を表す病理学用語はいくつかあり，病変がある程度の局在をもって存在する場合は“巣状（focal)”という言葉で表現されます．びまん性以外はどれも巣状という言葉の言いかえです．巣状（focal）の中には縞状（病変の広さによっては帯状），楔状などの表現も含まれます．縞状，帯状あるいは楔状に広がる尿細管萎縮は，領域的な動脈枝内腔の閉塞や，尿路あるいは尿細管内の結晶や結石による閉塞に基づくことが多いです．また，巣状の中でも特徴的かつ日常よく見られるのが髄放線障害です．多くの腎生検サンプルでは，短軸で切れている尿細管がほとんどです．その中にときどき長軸で切れて

JCOPY 498-22434

いる細長い尿細管が見られることがあり，これが髄放線です．この髄放線に沿って炎症細胞浸潤や縞状の線維化があると髄放線障害とよばれ，シクロスポリンや動脈硬化などによる血管障害に起因する虚血の要素が疑われます．他にも，硬化糸球体の周囲に固まって尿細管の萎縮がある場合はこれらがもともと同じ血管で支配されていたネフロンであった可能性を示唆し，こうした場合も高血圧性やシクロスポリン，タクロリムスによる血管性の腎障害の可能性を考えます[2][4]．

このように，病変の「広がり」はその尿細管間質障害の原因病態の理解に大変有用な情報となるだけでなく，特に慢性病変の広がりは多くの疾患で腎予後に対してかなり強い相関を持ってきますので，とても重要です．

	「質」		「広がり」
	急性	慢性	
尿細管	尿細管炎，上皮変性，尿細管壊死	萎縮，拡張，上皮扁平化	focal or diffuse
間質	間質炎症細胞浸潤，間質浮腫	線維化，肉芽腫	focal or diffuse

採取された尿細管間質の全体に見られる場合や，巣状な分布であっても全体面積の 50%を超えた場合には“びまん性（diffuse）”と表現されます．

図 5-23　「広がり」diffuse or focal？

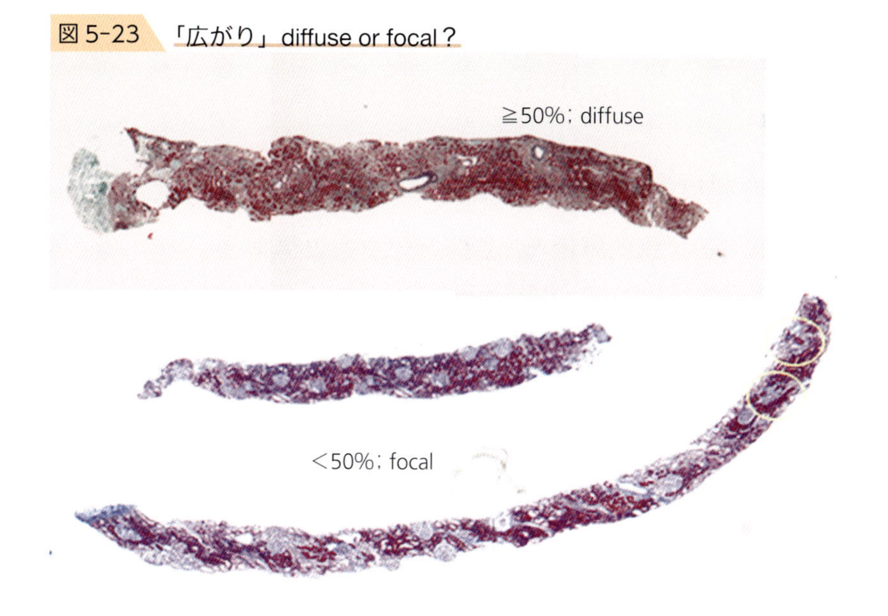

広がりを見る順番として，まず弱拡（40倍）でざっと標本全体の尿細管間質のなかでどれくらいの割合を占めているかをみます．そして，一段倍率を上げて（100～200倍），質（尿細管・間質それぞれで急性 or 慢性？炎症 or 変性？）をみて，そして最後にもう一度弱拡に戻して（40倍）それらの広がりを再度俯瞰します．弱→中（強）→弱拡大の順番で見ることで，どこに，どんな尿細管間質病変が，標本全体のどれくらいの割合で分布しているか，これらが最初に見たときよりもよりはっきりと見えるはずです．

「質」と「広がり」を総合的に評価

尿細管，間質のそれぞれで病変の「質」と「広がり」を評価したあとは，患者さんの治療反応性や予後について考えます．広がりが focal で質が急性の変化であれば，治療によって可逆性が期待できるかもしれませんし，逆に慢性の病変が diffuse に分布していれば予後や治療反応性が非常に厳しいことが容易に予想されます．

非特異的な組織所見が多いとされる尿細管間質障害ですが，所見のひとつひとつから読み取られる病態背景を考えることで，尿細管間質障害の原因診断に必要な情報を抽出することも，臨床データとの関連付けを行うことも十分可能であると考えられます．ただ，限られた生検標本の組織所見から得られる情報にも限界があり，**そのためにも腎生検病理診断申込書の臨床的記載の充実が大変重要です．**

4．尿細管間質病変が与える臨床的意義

尿細管間質障害の定量的評価と，臨床データとの関連

尿細管間質病変は病理所見からは疾患特異性が乏しく，しばしば評価が難しいとされますが，実にさまざまな疾患において腎予後に大きく影響を与えることが分かっています．腎生検標本をぱっと見たとき，特に慢性の尿細管間質病変の範囲が広範な場合，その患者さんは治療反応性や腎予後が不良であることは感覚的に予想されますが，この尿細管間質病変をより客観性を持った定量的な評価のために，多くの糸球体疾患で尿細管間質病変の重みづけをより重視した検討が多くなされてきています．

IgA 腎症

IgA 腎症の組織分類で代表的なものは，Oxford 分類[8]と，IgA 腎症診療指針第 3 版での H（Histology）-Grade[9]の 2 つです．Oxford 分類では予後を規定する組織分類の MEST スコアが設けられており，このうち“T”は Tubular atrophy/Interstitial fibrosis です．Oxford 分類は数多くのコホートでその妥当性や再現性についての追加研究が行われ，そのほとんどにおいて T スコアは（S スコアと並んで）腎予後悪化に非常に強く相関する因子として位置づけられており[10,11]，25%以上の尿細管萎縮はその存在だけでその患者さんの腎予後を大きく悪化させる因子です．IgA 腎症診療指針第 3 版では尿細管間質病変は組織学的予後（H-Grade）を規定する所見としては厳密には設けられておらず，全節性糸球体硬化に付随した病変として同義と捉えられています．これが腎予後にどのように影響しているか，追加の検討が待たれます．

紫斑病性腎炎

紫斑病性腎炎では ISKDC 分類に沿って糸球体病変（半月体形成を示す糸球体の割合と MPGN パターンの有無）で腎予後分類がされてきましたが[5]，これはもともと小児の紫斑病性腎炎に対して作られたものでした．そこで，Pillebout らは同じ紫斑病性腎炎でも成人と小児では治療反応性や腎予後が異なること，そして尿細管間質障害が無視できない重要な予後規定因子であることを報告しました[12]．組織学的パラメータとしては全節性硬化糸球体やフィブリノイド壊死を示す糸球体の割合，そして間質の線維化が皮質全体の 10%以上あるという所見が糸球体の Class 分類をはるかに上回る強い予後不良因子であることが示されました[12]．

膜性腎症

膜性腎症に限らず，糸球体の病期が進んでいればすなわち糸球体構造の破壊も進んでいるということなので，単純に考えても腎予後は悪そうです．しかし，Shiiki らの報告では膜性腎症の予後不良因子としては，臨床的には年齢（60 歳以上），男性，発症時の腎機能低下，高度蛋白尿などがあげられ，電顕的な Stage による予後の差はないとしています[13]．つまり，Stage ⅢからⅣへの移行時に硬化性変化や間質病変を伴うことがしばしばありますが，この変化が膜性腎症という疾患そのものの時間的経過を体現しているものと考え，基底膜変化の程度（Stage）や deposit 自体が予後と直接関係するのでないと考えられました．

そのうえでShikiらは病理学的に尿細管間質病変が皮質の20%を超える場合と，それ以下の場合とで比較した結果，前者で，ESRDに至るリスクが約7倍になると示し，尿細管間質病変の重要性をより強調しています[13]．また，Hrvaticらの報告では腎生検時の蛋白尿の多さに加え，尿細管の萎縮・間質線維化の割合が18%以下のケースでは10年腎生存率が95%であるのに対し，18%を超えると27%にまで大きく下がることが示されました．さらに別の報告では尿細管間質障害が皮質の25%を超えていると，それ以下の場合と比較し2年後にESRDに至るリスクが6.7倍になることが示されました[14]．

これらをまとめると，膜性腎症においては糸球体の病期よりも，尿細管間質病変の占める割合がより予後に強く影響することが考えられ，おおまかには，腎生検時の慢性尿細管間質病変の割合が20%を超えていると10年後の腎生存率が30%ほどまで下がると考えてよさそうです．

ループス腎炎

2003年に発表されたISN/RPS分類は，糸球体病変の性状と，活動性病変・慢性病変の割合をもって，サブクラスを含め大きく6つのClassに分類したことが特徴です[15]．その後さまざまなコホートでその妥当性についての追加研究が組まれ，それらの結果から糸球体のClassが上がれば腎予後が悪くなること，さらに活動性病変よりも慢性病変が多いほど腎予後が悪化することがさまざまな研究で示されました[16,17,18,19]．しかし，そもそもISN/RPS分類の中で尿細管間質病変に関する記述は少なく，「尿細管萎縮，間質の線維化，動脈硬化症およびその他の血管病変があれば記載し，その程度（軽度・中等度・高度）を記載する」，というように大きくは取り上げられていませんでした．しかし，ここまででもお示ししたように，尿細管間質病変はさまざまな疾患において腎予後不良因子として強い影響を持つことが示されてきており，当然のようにループス腎炎においても尿細管間質病変の評価およびその病態解明の重要性が指摘されるようになりました[20,21]．現在汎用されているループス腎炎のISN/RPS分類が発表された2003年より以前は，WHO分類とNIH活動性スコアによって腎炎の活動性評価がされ，NIHシステムでは急性・慢性に分けて尿細管間質病変を0～3の4段階に点数化したものがありました．しかし，評価の煩雑さと再現性の問題から広く使われることはありませんでしたが，尿細管間質障害をきちんとスコアリングした分類でもありました．近年，このNIHスコアを用いた研究で，間質の炎症細胞浸潤の強さが腎生存に大きく寄与することが示され，ループス腎炎においても尿細管間質病変の正確な評価は今後より重要になってくると考えられます[22].

糖尿病性腎症

2011 年に Tervaert らによって糖尿病性腎症の新しい糸球体 Class 分類が発表されました[23]. これはメサンギウム増殖の程度や結節の有無によって 4 つの Class に分類したものです. Mise らはこの分類で 140 人の糖尿病性腎症患者の腎生検検体を細分類し, 糸球体の Class 別に予後を検討し, やはり糸球体の Class が上がるほど腎予後が悪化することを示しただけでなく, 同時に著者が強調しているのは, 糸球体病変の分類に加えて血管や間質線維化・尿細管萎縮 (IFTA) の要素も加味することによってより強固な予後への関連が得られるという事実で, 糖尿病性腎症においても尿細管間質病変を定量的に評価することが非常に重要であることが改めてわかります[24]. その点で, Tervaert の分類は 25%ごとに IFTA の広がりを評価していますので, 糸球体だけでなく間質病変も評価できるため, その点理にかなった分類であると考えられ, より多くのコホートでの validation study が望まれます.

ANCA 関連血管炎

2010 年にヨーロッパの EUVAS グループから発表された ANCA 関連血管炎の新 EUVAS 分類は糸球体の組織学的特徴で 4 つの Class に分類して予後を検討したもので, 簡便かつ再現性が高く現在も汎用されています[25]. EUVAS 分類ではその検討段階で, 糸球体分類に加え, 尿細管間質病変を表す 3 つのパラメータ (尿細管萎縮, 間質の線維化, 尿細管炎) を加味して再評価しても, 糸球体病変のみで分類した場合と腎機能との相関性に有意差が見られなかったことを報告しています[25]. EUVAS 分類が発表される以前に, ループス腎炎の組織スコアリングを改良したシステムで間質線維化と尿細管萎縮それぞれでスコアをつけ, chronicity index (CI) として算出, 検討した報告がありますが[26], これでは治療開始から 2 年以後の経過で, CI が高い症例ほど透析導入との強い相関がみられています[26]. その他の検討でも, 間質の線維化, 尿細管萎縮や線維性半月体が腎予後不良因子としてとらえられていました[27]. さらに, ANCA 関連血管炎の新規の治療薬であるリツキシマブの治療効果および腎予後を見た検討でも, CD3 陽性のリンパ球が浸潤した尿細管炎や, 慢性の尿細管萎縮, 間質の線維化といった尿細管間質病変が独立した腎予後悪化因子であることが示されました[28]. この中でもとくに尿細管萎縮は非常に強い予後不良因子であり, 尿細管萎縮が皮質全体の 10～25％以上を占めていた場合は，それ以下であった場合と比較して 12 カ月後や 24 カ月後の腎生存率が半分以下になることが示されました[28]．これらの報告をまとめると，EUVAS 分類を用いる場合も，腎生検時の慢性尿細管間質病変の割合が 25％以上あった場合は非常に予後が悪いと考えてよさそうです．

ANCA 関連血管炎に限らず，糸球体腎炎の治療薬は分子標的薬も含め今後も新規のものがさらに登場してくる可能性があり，その際においても尿細管間質病変を無視して糸球体だけで予後を予測することには限界が生じてくる可能性があります．

まとめ：真の腎予後とは？

こうして見てきますと，あらゆる腎疾患において，尿細管間質病変が腎予後に大きく影響を与えることは明らかです．

IgA 腎症の Oxford 分類[8]や糖尿病性腎症の Terveart 分類[23]など，最初から尿細管間質病変が分類そのものの評価項目に組み込まれているもありますが，ループス腎炎や紫斑病性腎症のように糸球体病変のみの分類で予後検討がされていた疾患もあります．しかし糸球体病変のみで分類が作られていた疾患においても，のちに尿細管間質病変を加味した再検討がなされています．そうした場合，糸球体分類の予後予測に加え，尿細管間質病変を乗じた以下のような公式が成り立つのでしょうか？

IgA 腎症 [Oxford 分類]
IgA 腎症 [診療指針 3 版]
糖尿病性腎症 [Tervaert の分類]

これらはすでに尿細管間質病変の評価項目が含まれている．

糸球体別の予後分類 × 尿細管間質病変による予後分類＝真の腎予後？

膜性腎症 [Ehrenreich－Churg 分類] × BIOMEDICAL REPORTS. 4: 147-152, 2016. etc..

ANCA 関連血管炎 [EUVAS 分類] × J Am Soc Nephrol. 23: 313-321, 2012. etc..

ループス腎炎 [ISN/RPS 分類] × Arch Pathol Lab Med. 2015; 139: 378-387. etc..

紫斑病腎症 [ISKDC 分類] × J Am Soc Nephrol. 13: 1271-1278, 2002. etc..

巣状分節性糸球体硬化症 [コロンビア分類] × 今のところ尿細管間質に着目して検討した論文なし．

私自身，これに対する明確な回答はまだありませんが，少なくとも糸球体病変だけでなく，同時に尿細管間質病変を独立して評価するよう心掛けてはいます．

しかし，尿細管間質病変の程度を数値化するための標準化されたクライテリアは存在しません．そこで，移植腎における拒絶反応を評価する際の基準となるBanff 分類[29]が，一般の腎生検標本の尿細管間質障害を定量化するための有力なツールとして近年着目されています（表）．

Banff 分類をもとに作成した尿細管間質障害チェックリスト

尿細管炎（t0，t1，t2）
間質細胞浸潤（巣状/びまん性，i 0，1，2，3）
（リンパ球，形質細胞，好中球，好酸球，マクロファージ，泡沫細胞）
傍尿細管毛細血管炎（巣状/びまん性，ptc 0，1，2，3）
尿細管障害（部位，程度 td 0，1，2，3）
尿細管円柱
間質浮腫（広がりと程度）
肉芽腫（ある，なし）
尿細管萎縮（ct 0，1，2，3）
間質線維化（巣状/びまん性，帯状，縞状，ci 0，1，2，3）
甲状腺様変化（0，1，2）
髄放射部障害（mri 0，1，2）

（Haas M, Sis B, Racusen LC, et al. Banff 2013 meeting report: inclusion of c4d-negative antibody-mediated rejection and antibody-associated arterial lesions. Am J Transplant. 2014; 14: 272-83[29].）

これは，移植腎に限らず，尿細管間質性病変を評価する上で重要な項目が障害の程度に応じてスコアリングされており，米田らはANCA 関連腎炎や悪性腎硬化症の生検例においてBanff 分類と同様のスコアリングを行った結果，ANCA関連腎炎においては急性間質細胞浸潤と血清クレアチニン値との相関が示され[30]，また，悪性腎硬化症の腎生検例においては動脈病変の程度や生検時の血圧，血清クレアチニン値が尿細管間質障害の程度とそれぞれ相関傾向を示しました[31]．このことは移植腎以外の腎疾患においても，Banff 分類の応用で，尿細管間質障害の標準化された定量化と同時に腎機能との相関やその予後を予測できる可能性も示唆しており，今後もより多くの疾患において応用が期待されます．

【Reference】

❶ J. Charles Jennette, Vivette D D' Agati, Jean L, Olson, et al. Tubulointerstitial Nephritis. Heptinstall's Pathology of the Kidney 6th edition. LWW; 2006. p.1084-137.

❷ 日本腎臓学会・腎病理診断標準化委員会，日本腎病理協会，編．間質性腎炎．腎生検病理アトラス．2010．東京：東京医学社；p.225-46.

❸ Xin J Zhou ZL, Tibor Nadasdy, Vivette D. D' Agati, et al. Tubulointerstitial Diseases. Silva's Diagnostic Renal Pathology. Cambridge University Press; 2009. p.407-35.

❹ 上野智敏，長田道夫．尿細管間質障害の病理と病態．腎と透析．2011；71：17-23.

❺ J. Charles Jennette, Vivette D. D' Agati, Jean L. Olson, et al. IgA Nephropathy and Henoch-Schöenlein Purpura Nephritis. Heptinstall's Pathology of the Kidney 6th edition. LWW; 2006: 423-86.

❻ 竹村 司．日本人ネフロン癆の臨床・遺伝子的特徴．日本小児腎臓病学会雑誌．2015；28：107-13.

❼ 川 茂幸，川野充弘，梅原久範，他．腎臓病の尿細管間質病変の光学的顕微鏡所見．IgG4関連疾患アトラス．2012：144-56.
Ito S, Kobayashi A, Tsuchiya T, et al. Thyroidization in renal allografts. Clin Transplant. 2009; 23 Suppl 20: 6-9.

❽ Roberts IS, Cook HT, Troyanov S, et al. The Oxford classification of IgA nephropathy: pathology definitions, correlations, and reproducibility. Kidney Int 2009; 76: 546-56.

❾ 厚生労働科学研究費補助金難治性疾患克服研究事業　進行性腎障害に関する調査研究班報告 IgA 腎症分科会．IgA 腎症診療指針 -第 3 版-．日本腎臓学会誌．2011；53：123-35.

❿ Shi SF, Wang SX, Jiang L, et al. Pathologic predictors of renal outcome and therapeutic efficacy in IgA nephropathy: validation of the oxford classification. Clin J Am Soc Nephrol. 2011; 6: 2175-84.

⓫ Coppo R, Troyanov S, Bellur S, et al. Validation of the Oxford classification of IgA nephropathy in cohorts with different presentations and treatments. Kidney Int. 2014; 86: 828-36.

⓬ Pillebout E, Thervet E, Hill G, et al. Henoch-Schönlein Purpura in adults: outcome and prognostic factors. J Am Soc Nephrol. 2002; 13: 1271-8.

⓭ Shiiki H, Saito T, Nishitani Y, et al. Prognosis and risk factors for idiopathic membranous nephropathy with nephrotic syndrome in Japan. Kidney Int. 2004; 65: 1400-7.

⓮ Horvatic I, Ljubanovic DG, Bulimbasic S, et al. Prognostic significance of glomerular and tubulointerstitial morphometry in idiopathic membranous nephropathy. Pathol Res Pract. 2012; 208: 662-7.

⓯ Weening JJ, D'Agati VD, Schwartz MM, et al. The classification of glomerulonephritis in systemic lupus erythematosus revisited. J Am Soc Nephrol. 2004; 15: 241-50.

⓰ Markowitz GS, D'Agati VD. The ISN/RPS 2003 classification of lupus nephritis: an assessment at 3 years. Kidney Int. 2007; 71: 491-5.

⓱ Hiramatsu N, Kuroiwa T, Ikeuchi H, et al. Revised classification of lupus nephritis is valuable in predicting renal outcome with an indication of the proportion of glomeruli affected by chronic lesions. Rheumatology (Oxford, England). 2008; 47: 702-7.

⓲ Tachaudomdach C, Kantachuvesiri S, Wongpraphairot S, et al. High collagen I gene expression as an independent predictor of adverse renal outcomes in lupus nephritis patients with preserved renal function. Arch Pathol Lab Med. 2015;

139: 378-87.
⑲ Schwartz MM, Korbet SM, Lewis EJ. The prognosis and pathogenesis of severe lupus glomerulonephritis. Nephrol Dial Transplant. 2008; 23: 1298-306.
⑳ Alsuwaida AO. Interstitial inflammation and long-term renal outcomes in lupus nephritis. Lupus. 2013; 22: 1446-54.
㉑ Yu F, Wu LH, Tan Y, et al. Tubulointerstitial lesions of patients with lupus nephritis classified by the 2003 International Society of Nephrology and Renal Pathology Society system. Kidney Int. 2010; 77: 820-9.
㉒ Pagni F, Galimberti S, Galbiati E, et al. Tubulointerstitial lesions in lupus nephritis: International multicentre study in a large cohort of patients with repeat biopsy. Nephrology (Carlton). 2016; 21: 35-45.
㉓ Tervaert TW, Mooyaart AL, Amann K, et al. Pathologic classification of diabetic nephropathy. J Am Soc Nephrol 2010; 21: 556-63.
㉔ Mise K, Hoshino J, Ubara Y, et al. Renal prognosis a long time after renal biopsy on patients with diabetic nephropathy. Nephrol, Dial, Transplant. 2014; 29: 109-18.
㉕ Berden AE, Ferrario F, Hagen EC, et al. Histopathologic classification of ANCA-associated glomerulonephritis. J Am Soc Nephrol. 2010; 21: 1628-36.
㉖ Neumann I, Kain R, Regele H, et al. FT. Histological and clinical predictors of early and late renal outcome in ANCA-associated vasculitis. Nephrol Dial Transplant. 2005; 20: 96-104.
㉗ Hauer HA, Bajema IM, Van Houwelingen HC, et al. Determinants of outcome in ANCA-associated glomerulonephritis: a prospective clinico-histopathological analysis of 96 patients. Kidney Int 2002; 62: 1732-42.
㉘ Berden AE, Jones RB, Erasmus DD, et al. Tubular lesions predict renal outcome in antineutrophil cytoplasmic antibody-associated glomerulonephritis after rituximab therapy. J Am Soc Nephrol. 2012; 23: 313-21.
㉙ Haas M, Sis B, Racusen LC, et al. Banff 2013 meeting report: inclusion of c4d-negative antibody-mediated rejection and antibody-associated arterial lesions. Am J Transplant. 2014; 14: 272-83.
㉚ 米田雅美, 山口 裕, 山本 泉, 他. MPO-ANCA関連腎炎の重複腎生検による腎病理推移についての組織学的検討. 日本腎臓学会誌. 2007; 49: 438-45.
㉛ 星佐弥子. 悪性高血圧腎症における腎障害の病理学的検討. 日本腎臓学会誌. 2005; 47: 321.

JCOPY 498-22434

あとがきにかえて

本書では，疾患縦割りの知識で押していくのではなく，その枠組みを超えて疾患横断的な考え方で，**「病変の成り立ちを意識しながら組織を見ること」**と，**「所見の持つ臨床的意義を考えること」**をテーマに進めてきました．

臨床医が病理を少しでも読めるようになるために，本当に伝えたいことだけを書いてきましたので，疾患それぞれの病理所見の詳細などの内容については多くの成書に比べれば言葉足らずのところも多いと思います．しかし，本書を読んだ後に成書にあたることで内容の理解度や，実際に病理標本を見たときの所見の感じ方が以前と比べきっと変わってくるはずです．

この本に書いた内容は，筆者が医学部を卒業して初期研修医となった日から今日に至るまでに出会ったさまざまな指導者から頂いた知識や言葉をひとつひとつ紡いできたものです．私は本当に指導者に恵まれていて，多くの知識や技術だけでなく，数え切れないほど多くのことを教えて頂きました．あとがきに代えて，感謝の意を述べたいと思います．

私が腎臓内科を目指すきっかけとなったロールモデルであり，将来に悩んでいた私に腎病理学への道を最初に切り開いてくださったのは飯塚病院腎臓内科部長の武田一人先生でした．私も武田先生のような，部下の幸せを自分のことのように喜び，真剣に考えてやれるような上司になりたいといつも目標にしています．

その後，筑波大学大学院ではScienceに打ち込むことの厳しさと楽しさを腎血管病理学の長田道夫教授から指導していただきました．私の病理に対する考え方やスライドの作り方，論文の書き方はすべて長田先生から教えて頂いたものです．

大学院卒業後，虎の門病院では乳原善文先生に（のちにこの本の原型になる）腎病理レクチャーや病理関連の研究会など，病理に関する発表の機会をたくさん与えていただきました．乳原先生は休みの日にも出てきて一緒に病理標本を見てくださり，先生の臨床と研究に対する情熱に刺激を頂き続けたからこそこの本が書けました．私が虎の門病院に入職した初日，乳原先生に見せて頂いた6,000例の腎生検台帳の迫力（と重さ）はいまだに忘れられません．

そして，「先生のような若手が情報を発信することに意味がある」という力強い励ましの言葉とともにこの本を書くきっかけを与えてくださり，監修もお引き受けいただいた聖マリアンナ医科大学の柴垣有吾先生，先生の一言がなかったらこの本は存在しませんでした．

本当に多くの恩師に育てていただいたことを改めて感じ，感謝の気持ちにあふれています．出版にあたり，御尽力くださった中外医学社の皆様にも重ねて御礼申し上げます．

そして何よりも，この本が形になることをいつも心待ちにしてくれ，心の支えになってくれた私の家族に大きな感謝の気持ちを表したいと思います．

2018 年春

上野智敏

索引

B

C

D

F

H

I

L

M

O

P

S

T

数字

著者略歴

上野智敏（Toshiharu Ueno）

2005年鹿児島大学医学部医学科卒業
同年4月　麻生飯塚病院臨床研修医，腎臓内科専修医
2009年4月　筑波大学大学院人間総合科学研究科 腎・血管病理学専攻
2013年4月　虎の門病院腎センター内科・リウマチ膠原病科
2016年　医療法人茨腎会　太田ネフロクリニック院長
2018年　医療法人善仁会　中山駅前クリニック院長
2020年　医療法人EMS　西山救急クリニック
2021年4月　医療法人健栄会　守谷駅前クリニック院長
2023年7月　医療法人智愛会　板橋腎・リウマチ隼聖クリニック院長・理事長

所属学会・専門医

日本内科学会　総合内科専門医，日本透析医学会　透析専門医，日本腎臓学会　腎臓専門医，
日本リウマチ学会　リウマチ専門医，日本医師会認定産業医，日本高血圧学会　高血圧専門医，
厚生労働省労働衛生コンサルタント

～所見（しょけん）を「読（よ）んで」「考（かんが）える」～
臨床医（りんしょうい）のための腎病理読解（じんびょうりどっかい）ロジック　ⓒ

発　行　2018年6月10日　1版1刷
　　　　2018年10月1日　1版2刷
　　　　2020年2月10日　1版3刷
　　　　2023年7月20日　1版4刷

監　修　乳原（うばら）　善文（よしふみ）
　　　　柴垣（しばがき）　有吾（ゆうご）

著　者　上野（うえの）　智敏（としはる）

発行者　株式会社　中外医学社
　　　　代表取締役　青木　滋
　　　　〒162-0805　東京都新宿区矢来町62
　　　　電　話　(03) 3268-2701（代）
　　　　振替口座　00190-1-98814番

印刷・製本/横山印刷㈱　〈KH・MU〉
ISBN978-4-498-22434-6　Printed in Japan